반드시 알아야 할 노인 건강생활 5

성공적인 노화와
노인체육

반드시 알아야 할 노인 건강생활 5

성공적인 노화와 노인체육

초판 1쇄 발행 2016년 2월 18일

지 은 이 박채희 육조영 보이텍 호치코자이코(Wojtek J. Chodzko-Zajko)
펴 낸 이 최종숙
펴 낸 곳 글누림출판사

진　　행 이태곤
디 자 인 안혜진
편　　집 이홍주 문선희 박지인 권분옥 오정대 이소정
마 케 팅 박태훈 안현진

주　　소 서울시 서초구 동광로 46길 6-6(반포4동 577-25) 문창빌딩 2층(137-807)
전　　화 02-3409-2055(대표), 2058(영업)
팩　　스 02-3409-2059
전자메일 nurim3888@hanmail.net
홈페이지 www.geulnurim.com
등록번호 제303-2005-000038호(2005. 10. 5)

정가 18,000원
ISBN 978-89-6327-300-6 14510
　　　978-89-6327-296-2 (세트)

출력·인쇄 성환 C&P **용지**·에스에이치페이퍼 **제책**·동신제책

성공적인 노화와
노인체육

박채희 육조영 보이텍 호치코자이코

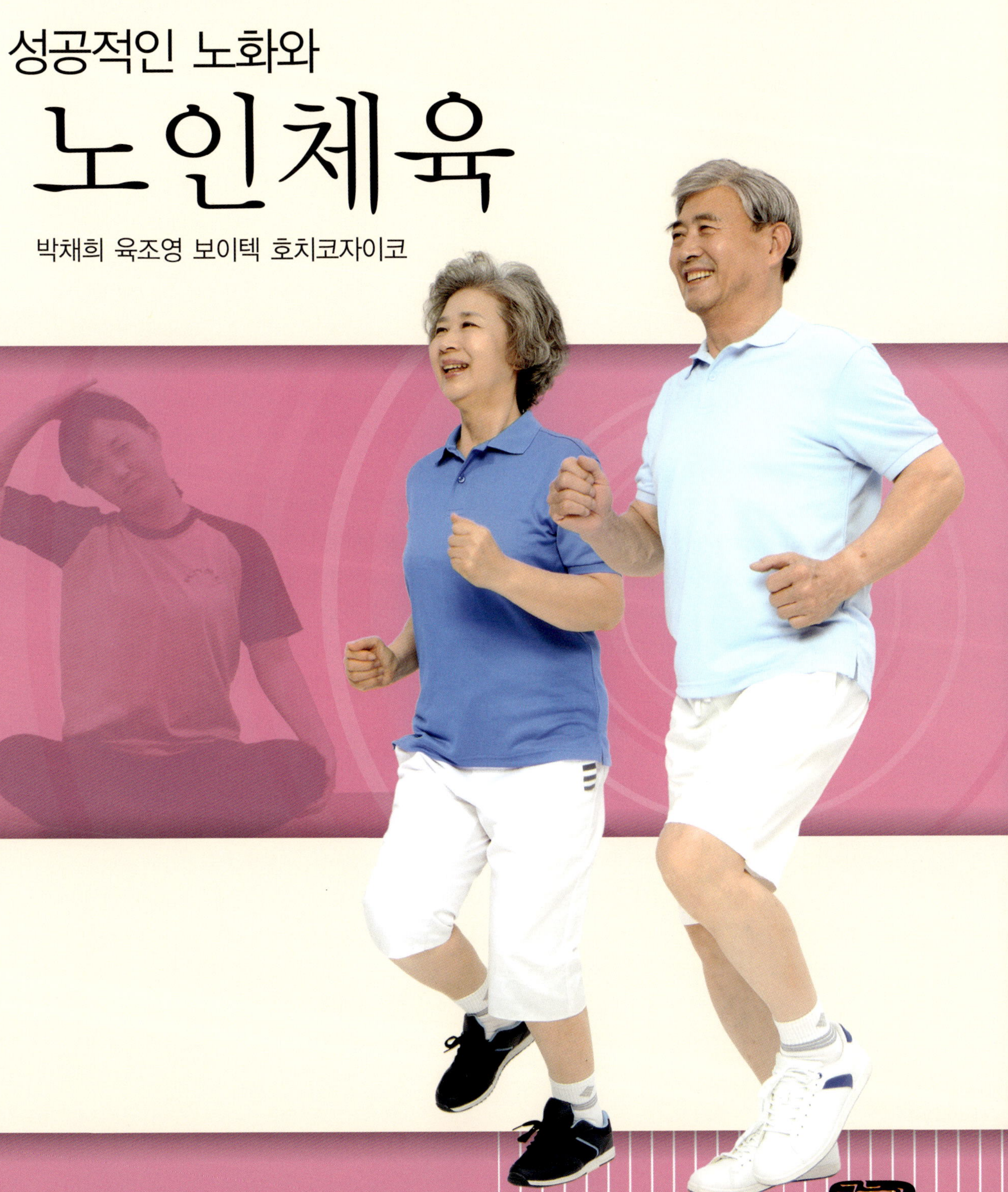

글누림

머리말

　고령 사회가 현실화되고 있는 지금의 한국사회는 '인구절벽'과 같은 엄청난 표현들로 가득하지만 실상 노인에 대한 사회적 관심과 합의가 부재한다는 아쉬움이 매우 크다. '노인'은 나이 먹은 사회의 성원이지 퇴역한 이들이 아니기 때문이다. 생애주기의 끝자락에 있다는 이유에서 근대화를 이룬 주역에서 퇴물로 언급되는 비애를 겪는 것이 한국사회에서 노인들이 겪는 엄연한 현실이다.

　하지만, 노인이라는 말에 담긴 '노화'라는 개념은 노인을 특정한 연령대로 가두는 것을 허용하지 않는다. 생리학적 노화는 26세를 전후로 시작되기 때문이다. 노화를 괄호치고 청년의 삶만을 부각시키는 방식에는 늘 하위주체인 노인이 배경화된다. '나이를 먹는다' 라는 말에는 오랜 연륜과 그에 합당한 사회적 예우가 전제되어 있다.

　한국이나 세계 각지에 분포된 노인의 통념 중에는 노인들의 신체활동을 부정적으로 보는 성향이 강하다. 유교적 범례로는 부모와 노인 공경의 사상이 강조되지만 그것이 효도와 제사라는 규율로 정착되고 있어서 노인은 정좌한 모습, 액자 안에 가둔 과거의 존재로만 기억될 뿐이다.

　여기에서 마땅히 의심되어야 할 대목 하나가 있다. 과학이 풍성한 성과를 알리고 있는 사회에서조차 노년은 미답 지역의 하나이다. 건강하지 않는 노년이란 대부분 궁핍과 만성질환을 앓는 사회적 약자에 지나지 않는다. 의술의 발달과 함께 생존 가능성의 경이로운 확장은 노년의 삶이 지금껏 경험하지 못한 인류의 삶을 열어놓았다. 100년이라는 기간에 담긴 삶의 무한성은 이제 평균 생존 연령이 80세 중반을 육박하고 있다는 점에서 그러하다. 이를 감안할 때 노년의 건강은 얼마나 중요한 삶의 인자인지를 절감하게 된다.

　이 책은 노인의 신체활동의 중요성을 일깨워 건강한 노년을 보내는 구체적인 방법을 다룬 노인체육 지도서이다. 이 책의 내용을 한 마디로 축약하면 '규칙적인 신체활동으로 건강한 노년을 보내자'는 것이고, 그 방법이 무엇인가에 대한 문제들을 다루고자 했다. 이 책에서 거론한 '신체활동'은 교육과 지도가 강조되는 '체육(physical education)' 개념과 함께 '신체의 각 기관을 효율적으로 기능하도록 만드는 일상생활 속의 모든 움직임'이라는 개념에서 출발하여 최종 목표를 '성공적인 노화', '건강한 노년의 삶'으로 이끄는 방안이 무엇인지를 고민했다.

　고령사회에 곧 진입할 한국사회가 참으로 고민하며 준비해야 할 것은 '노인 개개인의 규칙적인 신체활동 제고'이며, 이는 노인체육복지의 차원에서 '프로그램화된 개인 및 집단적 신체활동의 활성화'로 이어진다. 노인 개개인의 신체적 심리적 건강은 사회적 관계 설정의 밑거름이 되고, 사회와 국가의 건강 지표 개선으로 이어진다. 이러한 '신체활동 제고를 통한 성공적인 노화의 국가사회적 정착'이야말로 고령사회로 진입하는 우리 사회가 준비해야 할 가장 중요한 핵심의제라는 게 공동 저자들의 공통된 생각이다.

책의 구성은 크게 7장으로 구성되어 있다. 1장에서는 노화에 대한 개념과 그로 인한 신체적 변화와 심리적 변화, 사회적 변화를 다루었고, 2장에서는 성공적인 노화에 절대적으로 필요한 규칙적인 신체활동을 논의했다. 3장에서는 미국과 세계보건기구, 우리나라에서 공표한 노인을 위한 신체활동의 다양한 권고사항을 살펴보았다. 4장에서는 노화와 함께 생기는 다양한 만성질환과 그에 따른 신체활동 방법을 알아보았다. 5장에서는 노인의 개별적인 신체활동을 이끌어내기 위한 행동변화의 단계별 전략을 다루었다. 이는 신체활동 이전에 행동변화에 필요한 단계별 인식이 필요하기 때문이다. 6장에서는 노인 신체활동의 대표적인 프로그램의 구성 원리와 사례를 소개했다. 7장에서는 노인의 신체활동을 조언, 지도교육, 관리하는 전문인력인 노인체육지도자에게 필요한 필수적인 내용을 다루었다.

이 책의 발간되기까지에는 많은 사람들이 관심과 도움과 진심어린 조언이 있었다. 먼저, 일리노이대학(어버나–샴페인)의 지도교수이신 보이텍 호치코자이코 교수님께, 선생님의 높고 깊은 연구성과를 이 책에 담을 수 있도록 베풀어주신 후의에 깊이 감사드린다. 또한, 끝없는 채근으로 연구 성과를 만들어내도록 채찍질 해주신 존경하는 선배 교수 육조영 교수님과 원고를 처음부터 끝까지 찬찬히 읽고 조언해주신 유임하 교수님께 감사의 마음을 전한다. 노인건강시리즈로 이 책의 간행을 허락해주신 글누림출판사의 최종숙 대표님, 이태곤 본부장님, 편집을 담당해준 디자이너 안혜진 과장님께 감사드린다. 오랜 시간 난삽한 원고를 기다려준 출판사와 예쁜 장정으로 만들어준 이 분들의 손길에 깊은 인연을 느낀다. 특별히 프로그램을 설명하는 사진 모델이 되어준 지도학생 김형희 님의 수고를 결코 잊지 못한다. 끝으로 늘 큰 힘이 되어주시는 부모님을 비롯하여 사랑하는 가족 모두에게 고마움과 사랑을 전한다.

공동 저자를 대표하여
박채희 삼가 씀

Section 3 성공적인 노화를 위한 노인 신체활동 가이드라인

Section 4 노화성 만성질환과 신체활동

Section 5 — 신체활동 활성화를 위한 행동변화 전략

Section 6 — 노인 신체활동 프로그램의 원리와 구성

Section 7

노인체육의 지도 방향과 지도자의 요건

Section

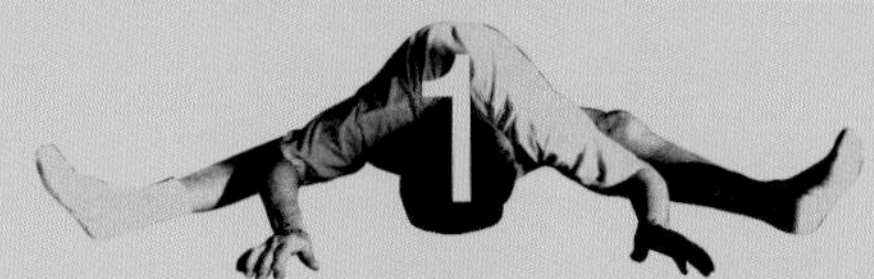

늙는다는 것은 무엇인가

1. 노화(Aging)란 무엇인가

유엔(United Nations)에서는 각국의 전체 인구 중 65세 이상이 7% 이상이면 '고령화사회(Aging Society)', 14%는 '고령사회(Aged Society)', 20% 이상이면 '초고령사회(Super-Aged Society)'라고 규정하고 있다. 2005년 통계청에서 발표한 자료에 의하면, 우리나라는 2000년 고령화사회에 진입하였고 5년 뒤인 2018년 고령사회에, 2026년에 초고령사회에 진입할 것으로 예측하고 있다.

예측대로라면 한국은 세계 어느 나라보다 더 빨리 고령사회 및 초고령사회에 도달할 것이다. 세계적으로 보면 고령화사회에서 고령사회로 가는데 프랑스는 115년, 미국은 72년, 독일은 40년, 일본은 24년 걸렸으나 우리나라는 18년 걸릴 것으로 예상되고 있다. 또한 고령사회에서 초고령사회로 도달하는데 걸리는 시간이 프랑스는 40년, 미국은 16년, 독일은 38년, 일본은 12년, 우리나라는 8년 안에 도달할 것이라 예상된다. 사회, 경제, 문화 등 모든 분야에서 이에 대한 준비가 시급한 것이 우리가 직면한 현실이다.

노인은 노화의 과정을 거쳐 도달한 연령대의 사회 구성원이다. 일반적으로는 노화가 병이라고 생각하는 사람도 있을 것이고 자연스러운 현상이라고 생각하는 사람들도 있을 것이다. 얼마 전 발표된 연구에 따르면 인간의 노화가 평균적으로 26세부터 시작된다는데 노화가 병이라는 관점에서는 우리 모두 26세부터 치유할 수 없는 병에 걸려 한평생을 산다고 해야 옳다. 이게 사실이라면 얼마나 슬픈 일인가?

우리 주위를 둘러보면 90세까지 건강하게 생활하시다 돌아가시는 분이 계시는가 하면 50세부터 또는 60세부터 온갖 질병을 앓다 세상을 떠나는 분들을 볼 수 있다. 이러한 사실을 감안하면 우리는 세월이 흐르면서 모든 사람들에게서 일어나는 정상적인 노화와, 환경적 변화 또는 유전돌연 변이 등 많은 조건들로 인해 발생하는 병적인 노화를 구분할 필요가 있다.

오른쪽 사진은 10여 년 전 저자의 운동프로그램에 참여하신 75세의 어르신이다. 일주일에 세 번 운동프로그램을 지도하며 그 노인의 유연성 변화를 직접 눈으로 관찰한 바 노화의 이론상 몇십 년 노화가 더 진행된 분의 유연성이 좋지 않아야

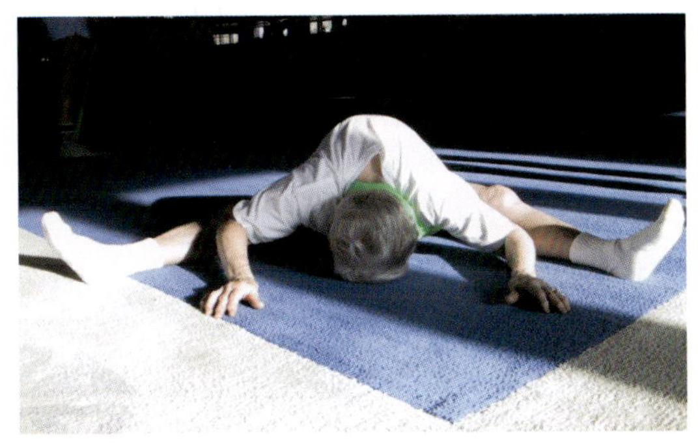

함에도 불구하고 저자의 유연성보다 월등하다는 사실에 놀라움을 금치 못하였다. 그와 동시에 모든 사람들이 노화가 진행되면서 일반적으로 인식하는 병적 노화를 경험하지 않는다는 것을 알게 되었다.

믿기 어렵겠지만 많은 사람들이 정상적인 노화를 경험하며 삶의 질을 유지하거나 향상시킬 수 있으며 미래 세대는 그러한 경우가 더 많을 것이라 긍정적으로 기대한다. 노화를 설명하는 여러가지 이론 및 학설이 이미 많이 일반화되어 있으나 한 가지 학설로 노화를 설명하는 것이 불가능하므로 이 책에서는 다루지 않을 것이다. 허나 분명한 사실 하나는 노화가 '신체적, 정신적, 사회적인 면에서 진행되는 보편적이고 자연스러운 현상'이며 '누구에게나 동일하게 일어나는 과정'이 아니기 때문에 하나의 이론으로 노화의 복잡성을 설명할 수 없다는 점이다.

나이가 들어가면서 신체 능력이 쇠퇴하는 것은 누구에게나 예외가 없다. 어느 누구든 살아가다 보면 지각기, 운동기, 그리고 인식적 변화의 노화를 경험한다. 하지만 앞서 말한 바와 같이 모두 똑같은 속도로 노화를 경험하지 않는다. 주변을 둘러보면 어떤 이는 빠른 속도로 노화를 겪기도 하고 반대로 어떤 이는 일반적인 경우보다 느리게 노화를 경험하기도 한다.

사실 많은 과학자들이 노화(aging)에 대해 서로 다르게 정의하기 때문에 이를 한마디로 정의하기는 매우 어렵다. 대부분의 사람들은 인생의 출발점에서 어느 단계에 이르기까지 연령대와 관련된 변화를 의식하지 못하고 지내지만 넓은 의미에서 노화는 사실 출생의 순간에서부터 시작된다고 해도 과언이 아니다. 다만 인생의 어느 시

점까지는 '노화'라는 단어 대신 '성장'이나 '발달'이라는 단어로 쓰일 뿐 앞의 세 단어들이 어느 정도 같은 맥락을 포함한다.

노화에 영향을 미치는 인자로는 유전, 생활습관과 환경을 꼽을 수 있다. 최적의 생활 조건에서 노화 변화가 축적될 때 인간의 평균 수명은 약 85세로 예측되고 있다. 현재까지 공식적으로 확인된 인간의 최대 수명은 프랑스의 장 칼망이 기록한 122세로 알려져 있다.

노화는 우리의 신체에서만 일어나는 변화는 아니다. 노화는 심리적인 측면과 사회적인 측면에서도 일어나기 때문에 노화 현상에 대해 이해하고 슬기롭게 적응하는 것이 흔히 말하는 '성공적인 노화'의 길이다. 다시 말해 노화는 인간이 태어나서 죽음을 맞이할 때까지 삶의 모든 과정에 걸쳐있으며, 이를 경험하는 생물학적, 심리적, 사회적 변화도 포함한다.

그렇다면 노화를 어떻게 측정할 수 있을까?

나이는 전형적으로 연대기적 나이인 출생에서부터 년, 달, 또는 요일이라는 숫자로 표현된다. 노화의 과정도 대부분 나이와 관련되어 달력의 시간으로 표현된다. 그러나 노화를 연구하는 많은 학자들은 달력으로 매겨지는 나이로는 노화의 속도가 제각기 다른 사람들의 노화 과정을 이해하기에는 불충분하다고 주장한다. 즉 동년배인 사람들의 각기 다른 노화 과정을 설명하려면 연대기적 나이뿐만 아니라 천차만별인 개인의 신체적 기능을 표현할 수 있는 기능적 나이가 보완되어야 한다.

나이는 크게 연대기적 나이(chronological age)와 기능적 나이(functional age) 로 나눠질 수 있다. 기능적 나이는 다시 신체적 나이(physiological age), 심리적 나이(psychological age), 사회적 나이(social age)로 분류할 수 있다. 각각의 나이를 살펴보면 다음과 같다.

▶ **연대기적 나이**(chronological age): 사람이 태어나서부터 살아온 시간의 길이를 가리킨다. 연대기적 나이는 신체적, 심리적, 사회적 요인들과는 독립적이다.
▶ **기능적 나이**(functional age): 직업이나 사회생활 등 사람이 살아가면서 일상생활은 기능적으로 얼마나 잘 수행하는가를 의미하는 나이이다.
• 신체적 나이(physiological age): 노화에 따른 신체적 변화와 그로 인해 발생되

는 행동의 변화를 나타낸다. 신체적 나이는 동년배간에 노화의 속도가 빠른지 느린지를 판단할 수 있는 상대적 지표이다.

예를 들어 연대기적 나이가 같은 두 사람 중 한 사람은 성공적인 노화의 과정을 겪으면서 신체적 나이가 동년배의 나이보다 10년 젊을 수 있지만, 여러 가지 질병을 앓고 있는 다른 한 사람은 동년배의 나이보다 훨씬 많은 신체적 나이를 갖게 될 수 있다.

아직 신체적 나이를 측정하는 방법이 일관되지 않아 신체활동과 신체적 나이와의 관계에 대한 사실들을 한마디로 정의할 수 없다. 하지만 대부분의 연구들에 따르면 정기적인 신체활동을 하는 사람들이 그렇지 않은 사람들보다 신체적 나이가 낮게 나타나는 걸로 보고되고 있다.

- 심리적 나이(psychological age)︰ 자존심(self-esteem), 자아효능감(self-efficacy), 학습, 기억, 인식의 측면 등 사람들이 정신적이나 지적 능력을 나타낸다. 신체적 나이와 마찬가지로 동년배 중에서도 각기 다른 심리적 나이를 가진다. 노화의 과정에서 심리적 나이는 삶의 질과도 깊은 연관이 있어서 중요한 연구 분야이기도 하다.

- 사회적 나이(social age)︰ 사회에서 개인의 성숙함이나 미숙함을 나타내는 나이이다. 우리가 살아가는 사회는 많은 부분에서 특정 연령의 사람에게 요구하는 까다로운 기대치를 가지고 있다. 그에 따라 어떠한 행동이 적합하고 적합하지 않은지를 설정해 놓고 있다.

사회화란 상당히 복잡한 과정이다. 특히 노후의 사회적 역할 획득과정을 정형화시키기란 대단히 어렵다. 세계보건기구(WHO)의 가이드라인에 의하면 노인이 되면 '천천히 쉬어가며 일하자(take it easy)'라는 개념이 아니라, 개개인이 활기 넘치고 건강한 노화에 대한 사회적 모델을 구축할 것을 장려하고 있다.

노화의 과정을 이해하려면 노화의 과정을 특정한 국면으로 한정시켜서는 안된다. 노화의 과정은 연대기적 신체적 심리적 사회적 노화의 측면을 다각도로 이해해야 한다.

2. 노화 속도의 개인차

세월이 흐르면서 신체의 구조적인 변화와 기능의 감소를 피할 수 없다. 예를 들어 생리적 기능 대부분은 세포의 단계에서 근육과 조직의 위축이나 부종의 증상을 보이다가 결국에는 감소하게 된다. 세포 단계의 이같은 증상은 탄력성과 유연성의 감소, 종양을 생성 발달시키는 형태상 변화의 전조가 된다. 누구나 추측할 수 있듯이 신체의 구조적인 변화는 일반적으로 기능적인 측면에 크게 영향을 미친다.

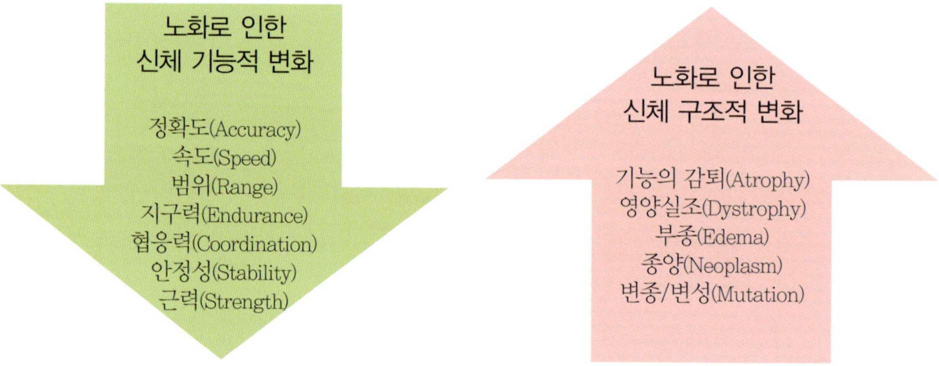

▶그림 1 노화로 인한 신체의 기능적 구조적 변화 〈Chodzko-Zajko, W.J.& Ringel, R.L.(1987) Physiological fitness measures and sensory and motor performance in aging. Experimental Gerontology, 22, 5, pp.317-328.〉

그림 1에서 보는 바와 같이, 노화로 인해 발생하는 신체의 기능적 변화를 살펴 보면 정확도, 속도, 범위, 지구력, 협응력, 안정성, 근력 등에 감소가 있을 수 있다. 노화로 인한 구조적 변화에는 신체 기능의 감퇴, 영양실조, 부종, 종양, 변종 또는 변

성이 증가한다.

　신체의 구조적 쇠약과 기능적 저하가 노화 때문에 생기는 피할 수 없는 결과이지만 그같은 결과의 속도 및 저하 정도는 개인마다 상당한 차이를 보인다. 분명한 사실은 개인에 따라 일반적으로 예상하는 노화의 모델에서 벗어날 수 있다는 점과 함께, 노화에 따른 구조적·기능적 저하를 어느 정도 지연시킬 수도 있다는 점이다.

　많은 연구들에 따르면 규칙적인 신체활동이 광범위한 신체의 생리적 시스템들과 만성질환 위험 인자들에게 영향을 미친다고 본다. 이같은 영향의 첫번째 요인으로 생활양식(lifestyle) 행동을 거론하며, 심리적 건강과 사회적 건강도 긍정적인 영향을 미친다고 보고되어 있다. 그러므로 같은 연령대의 사람들이 유전적 배경의 큰 차이에도 불구하고 성공적인 노화를 경험하는 사람과 그렇지 않은 사람들 사이에 나타나는 차이는 생활양식 요소인 규칙적인 신체활동이 중추적인 역할을 하는 것으로 보인다.

　노화과정에서 유전, 환경, 생활습관 등의 요인 중 유전인자는 30%에 못 미치는 것으로 알려져 있다. 신체적, 인지적, 사회적 기능이 높으면서 장애가 없는 상태인 건강한 노화(healthy aging), 또는 생산적 노화(productive aging)를 영위하려면 생활습관과 같은 환경요인의 조절이 중요할 수밖에 없다.

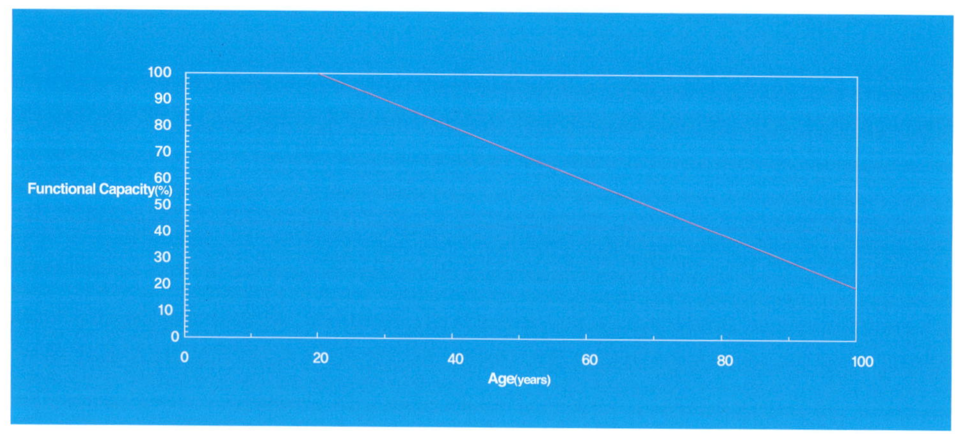

▶그림 2 일반적 노화

그림 2는 일반적으로 모든 사람의 기능적 능력이 노화가 진행됨에 따라 일률적으로 감소할 것이라고 예측한 그래프이다.

그러나 그림 3에서 보는 바와 같이 노화에도 유연성이 있다는 사실이 밝혀지고 있다. 즉 기능적 능력 면에서 어떤 사람은 평균 속도보다 더 빠른 속도로 감소하는 반면, 어떤 사람은 평균보다 눈에 띌 정도로 저하가 더디게 나타난다.

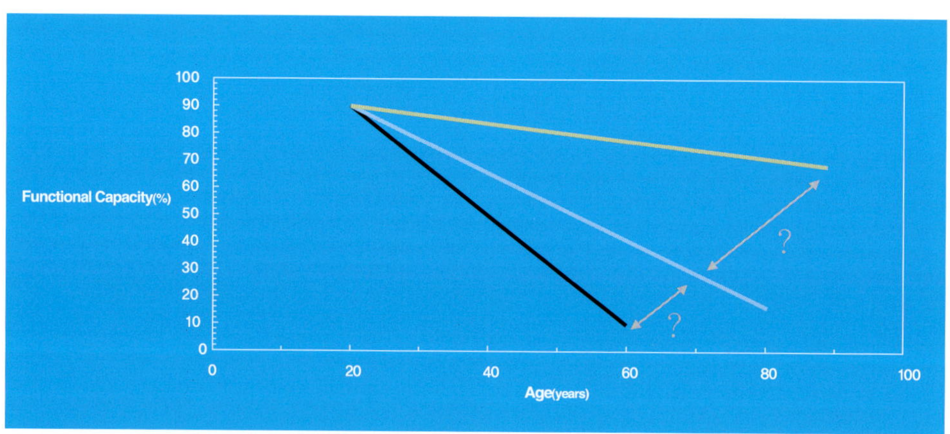

▶그림 3 노화의 유연성

노인은 누구인가?

　노인에 대한 정의는 다양한 관점에 따라 달라진다. 그렇기 때문에 정의 내리기가 쉽지 않다. 그럼에도 불구하고 현재 노인을 정의하는 가장 보편적인 기준은 '나이'이다.

　노인학 학자들은 60세 이상을 노인으로 규정하고 있다. 미국을 포함한 여러 나라에서는 65세를 기준으로 노인을 규정한다. 우리나라의 경우, 사회적 관습으로 인해 60세 또는 65세 이상 성인을 노인으로 규정하는 경향이 강하다. 노인연구 학자들 사이에서는 65~74세의 노인을 'Young-old', 75~84세 노인을 'Old-old', 85세 이상의 노인을 'Oldest-old'로 세분화하기도 한다. 실제로 연구에 따라 노인의 연령 범위는 매우 다양하다.

　빠르게 증가하는 노인인구를 맞이하는 우리나라에서, 전문가들 사이에도 여전히 이견이 존재한다. 이런 측면에서 노인에 대한 합리적인 기준을 마련하기 위한 지속적인 연구와 노력이 필요하다.

3. 노화의 특성

노화는 개개인마다 다르게 나타난다. 인체의 노화가 진행되면 사람은 신체적, 심리적, 사회적으로 변화를 경험하게 된다. 노화가 진행되면 청력과 시력의 감퇴, 관절염, 골다공증, 신장질환 등의 만성 질환에 걸릴 확률이 높아진다. 노화는 이같은 신체적 변화를 비롯하여 정보처리 속도의 감소나 기억력의 문제 등의 심리적 변화, 역할 상실 등의 사회적 변화가 일어나게 된다.

노화에 따른 각각의 변화를 구체적으로 살펴보면 다음과 같다.

01 노화와 신체적 변화

지금까지 보고되어 온 노년기의 신체적 특성을 살펴보면 신체적 노화는 인체를 구성하고 있는 세포의 기능저하로 나타나며 전반적인 신체기능 수준이 저하된다. 특히 신체적 노화는 체력의 요소인 평형성(balance), 가동성(mobility), 힘(power), 신체구성(body composition), 지구력(endurance) 등이 외부적 또는 내부적 환경 요소 때문에 감소하거나 변화되면서 일상생활에 영향을 미친다. 신체적 노화에 따른 자연적 회복기능이 약화되면, 피로나 상처에 대한 회복력이 저하되고, 신체적 적응력 약화에 따른 주위환경에 대한 적응력 또한 저하된다.

신체구성 중 체지방량은 25세와 75세 사이에 지속적으로 증가하여 체중의 14%에서 약 38%까지 증가한다. 전체 몸무게에서 체지방량을 제외한 무게인 제 지방량은 24세와 50세 사이에 10년마다 5~10%씩 지속적으로 감소한다. 50세 이후 80세 사이에는 총 근육의 횡단면적이 30% 정도 추가

손실되어 전체 근력의 약 25%가 감소한다.

골 손실은 남성에 비해 여성에게서 많이 발생한다. 여성에게 골다공증이 자주 발생하는 원인은 여성이 폐경기 이후 4~5년 동안 매년 2.5~5%의 골 손실이 발생되기 때문이다. 뿐만 아니라 골밀도는 60대부터 매년 하지에서 10% 이상 감소하며 결합조직(connective tissue)에서 콜라겐 섬유간의 교체결합이 증가하면서 근막, 건, 인대 등의 신장력이 감소하고 운동 가동범위가 제한된다.

심혈관 및 호흡기능은 일상생활을 가능하게 하는 중요한 기능이다. 하지만 노화와 함께 심혈관 및 호흡기능의 변화는 매우 광범위하다. 이같은 기능에 관여하는 인체의 각 기관들이 너무 많아서 이 책에서는 일반적인 변화만 살펴보고자 한다.

심장은 노화에 따라 질량이 감소하고 심장의 수축 능력이 저하한다. 또한 혈관내벽에 이물질이 침착하면서 내경과 탄성이 감소하고, 심장의 수축기 확장이 제한되면서 심근의 수축시간도 길어진다. 노화로 인해 폐기능이 저하하면 호흡기능도 약해진다. 30세에서 70세까지 폐활량은 40~50%, 폐의 총 표면적이 80㎠에서 60㎠로 25% 감소한다. 뿐만 아니라 호흡에 사용되는 근육의 근력도 감소하고 흉벽도 경화되면서 노인들은 운동 시 원활한 산소공급에 제한을 받게 된다. 또한 노화로 인해 근육도 감소한다. 근력을 기준으로 20대의 최대 근육량은 50~70세 사이에 약 20~25% 감소하며 신경전도 속도도 약 10~15% 저하하면서 전체 근력은 약 30% 감소한다.

02 노화와 심리적 변화

노화가 진행됨에 따라 정신적 또는 인식적인 기능의 여러 부분에서 변화가 일어난다. 자존감 또는 자기효능감, 지각, 지능, 기억들의 변화가 발생하는 것이다. 또한 건강과 경제적 여건으로 인한 불안감, 사회 및 환경의 부적응에서 오는 불안과 초조감, 사회적 신분과 경제능력의 상실로 인한 열등감 등 부정적인 심리적 변화를 겪기도 한다.

모든 사람들이 노화에 따라 신체적 변화를 경험하는 것이 다르듯이 심리적 변화도 개인별 차이가 크게 나타나는 것으로 보고되고 있다. 하지만 심리적 변화는 생리적 변화와 달리 측정 가능한 방법이 제시되고 있지 않아 정량적인 평가를 내리기 어렵다. 하지만 심리적 건강과 노화에 따른 적응이 성공적 노화의 주요한 요소라는 사실이 여러 연구들을 통해 밝혀지고 있다.

03 노화와 사회적 변화

인간은 사회적 동물로 태어나면서부터 사회 구성원으로 생활하게 된다. 각 사회마다 개인의 연령대에 맞는 행동이 관습이라는 척도에 따라 규정되는 경우가 많다. "나이에 맞게 행동하라"는 말처럼, 나이에 맞는 행동이 사회화되고 발달되는 형태는 복잡한 과제임에도 불구하고 노화에 따른 사회적 역할이나 그에 따른 기대는 현실적으로 신중하게 다루어지지 않고 있다.

노화에 따른 사회적 변화는 노인의 생활방식의 선택과정에 중요한 역할을 하는 것으로 보인다. 최근 몇몇 연구에 따르면 노후에 선택하는 신체활동의 결정 요인은 나이에 맞는 행동에 부합하는가 아닌가에 대한 개인 의식에 좌우되는 것으로 나타났다. 우리나라뿐 아니라 세계 각지의 여러 나라에서 사회문화적 관습이 나이 든 여성의 신체활동 참여를 기품이 없는 행동이라고 보는 경향이 강해서 오늘날까지도 노인여성들의 신체활동 참여를 활성화시키는데 어려움이 많다. 2008년 미국에서 신체활동 가이드라인을 발표하면서 노인만이 아니라 건강관리자나 의료인들에게 '노인'과 함께하는 'take it easy'라는 고정관념에서 벗어나도록 권장하는 한편, 노인들이 체감하는 노화에 좀더 적극적으로 대처할 수 있도록 노화에 대응하는 활발하고 건강한 모델을 제시하고 있다.

당신은 노화에 관해 얼마나 알고 계십니까?

진실 또는 거짓?

1. 나이가 들면서 누구나 신체적으로나 정신적으로 허약해진다.

2. 노인들에게 있어 우울증은 심각한 문제이다.

3. 노인의 수가 증가하고 있다.

4. 많은 노인들이 자립적이다.

5. 정신적 혼돈은 노년기의 피할 수 없는 결과이며 치유될 수 없다.

6. 나이를 먹으면서 지적인 능력이 감소한다.

7. 평균적으로 성적 흥미나 활동은 55~60세 사이에 멈춘다.

8. 노인들은 운동을 하지 말고 편안하게 쉬어야 한다.

9. 나이가 들어갈수록 건강을 유지하기 위해 더 많은 비타민과 무기질이 필요하다.

10. 칼슘은 어린아이에게나 튼튼한 뼈와 치아를 위해 필요하다.

11. 극심한 추위와 더위는 노인들에게 위험하다.

12. 많은 노인들이 예방이 가능한 사고로 손상을 입는다.

13. 여성보다 남성이 더 오래 산다.

14. 평균적으로 젊은 사람들에 비해 노인들이 섭취하는 약물이 더 많다.

15. 노화로 인해 머리카락이나 피부가 변화하듯이 성격도 변한다.

16. 시력은 노화와 함께 감소한다.

정답

1. 거짓: 80세 또는 그 이상의 노인들 중 단지 20~25%만 알츠하이머병에 걸리거나 치료 불가능한 질병에 걸린다.

2. 진실: 은퇴, 친인척 또는 친구의 죽음 등을 경험하면서 우울증을 겪는 노인들이 늘어가고 있다. 그러나 반가운 사실은 우울증이 치료가 가능한 질환이라는 점이다.

3. 사실: 노인들의 수는 우리나라뿐 아니라 세계적으로 늘어나는 추세이다.

4. 사실: 많은 노인들이 지역사회에 속하여 다른 사람의 도움 없이 살아가고 있다.

5. 거짓: 알츠하이머병 등 현대의학에서 치료할 수 없는 질병을 제외하고 정신적 혼돈이나 건망증은 치료 가능한 두뇌의 손상 때문에 발생할 수 있다. 이들 증상은 높은 열이나 좋지 않은 영양상태, 약물의 부작용 또는 우울증도 원인인 경우가 있어서 치유될 수 있다.

6. 거짓: 지능 그 자체는 이유 없이 낮아지지 않는다. 대부분의 노인들이 지능을 유지한다.

7. 거짓: 나이가 들어도 많은 노인들이 활발하고 만족스러운 성생활을 할 수 있다.

8. 거짓: 나이를 떠나 걷기, 수영, 자전거 타기 등 많은 노인이 운동을 통해 즐거움과 건강상 혜택을 누릴 수 있다.

9. 거짓: 비타민D와 같은 경우 나이가 먹으면서 복용량을 조금 늘려야 하지만 대부분의 비타민과 미네랄의 양은 그대로 유지하면 된다.

10. 거짓: 노인에게 필요한 칼로리는 줄어들지만 나이가 들면서 특히 폐경기 이후 골다공증의 위험에 노출되는 여성의 경우에는 건강한 뼈를 위해서 적당한 양의 칼슘을 섭취하여야 한다.

11. 진실 : 나이가 들어가면서 체온 유지 기능의 효율이 저하될 수 있다. 노인들의 신체는 추위와 더위에 대한 적응력이 다소 떨어질 수 있다.

12. 진실 : 노인 상해의 주요 원인 중 하나는 낙상이다. 조명, 집안의 장애물 제거 등 안전한 행동 및 생활 습관으로 낙상으로 인한 심각한 상해를 예방할 수 있다.

13. 거짓 : 평균적으로 여성이 남성보다 8년 정도 더 오래 산다.

14. 진실 : 전체 약물의 25%를 노인들이 소비한다. 그 결과 약물의 부작용에 따른 문제도 젊은 사람들에 비해 더 많이 발생한다.

15. 거짓 : 성격은 노화에 따라 변화되지 않는다. 그러므로 노인이 고집 세고 심술궂다고 표현할 수 없다.

16. 거짓 : 나이가 들어감에 따라 시력의 변화가 일어나지만 이는 나이와 상관없이 특정한 질병과 관련이 있다.

출처 : What is your aging I.Q.? National Institute on Aging(2006)-
http://crab.rutgers.edu/~deppen/agingIQ.htm

2012년 문화체육관광부에서는 한국 백세인의 장수비결을 노인체력 증진 운동 지침서에 제시하였다.

한국인 백세 생활 습관을 살펴보면 다음과 같다.

1. 평균 수면시간은 9.2시간으로 9시간 이상 잔다.

2. 하루 3번 식사를 규칙적으로 가족과 함께 한다.

3. 한끼 식사시간은 19.5분 정도이다.

4. 충분한 신체활동을 한다.

5. 스스로 건강하다고 믿는다.

6. 만성질환으로 매일 약을 복용한다.

또한 백세 장수인의 특징으로 아래와 같이 10가지를 제시하였다.

1. 무조건 적은 양을 섭취하는 것이 아니라 젊었을 때에 비해 적게 먹는다.
2. 정해진 시간에 일정한 양의 음식을 골고루 섭취한다.
3. 튀긴 음식을 피하고 염분이 많은 음식을 멀리한다.
4. 백세인은 감염이나 당뇨병이 없다.
5. 일하는 사람의 평균수명은 그렇지 않은 사람보다 14년 길다.
6. 자식이나 남에게 의존하지 않는다.
7. 끊임없이 움직이고 대화하므로 바쁜 어르신은 치매가 없다.
8. 규칙적인 식사와 함께, 일 등으로 규칙적인 스케줄을 가지고 있다.
9. 외로움은 장수의 적으로 가족, 이웃, 친구들과 잘 지낸다.
10. 산간지역에 장수마을이 많다. 등산은 장수운동이다.

미국의 어느 미래학자의 저서에 따르면, '인류의 과학적 성과로 인해 인간의 기대수명은 150세에 도달할 시기가 얼마 남지 않았으며 신체의 재건 뿐 아니라 더 건강하게 오래 살 수 있는 시대가 올 것'이라 예측하고 있다. 100세 시대를 맞이하여 사회 환경과 정부 시책도 중요하지만 사회 구성원 한 사람 한 사람의 의식구조 변화와 생활 속에서 실천하는 습관이 뒤따라야 한다.

알아둡시다!

- 세계보건기구에 따르면 장시간 앉아 있거나 누워있는 것은 건강을 위험에 빠뜨릴 수 있다.
- 비신체활동 습관은 뼈의 강도, 근육의 강도, 심장 및 폐의 기능, 유연성을 저하시키는 원인이다.
- 비신체활동 습관은 흡연처럼 건강에 해롭다.

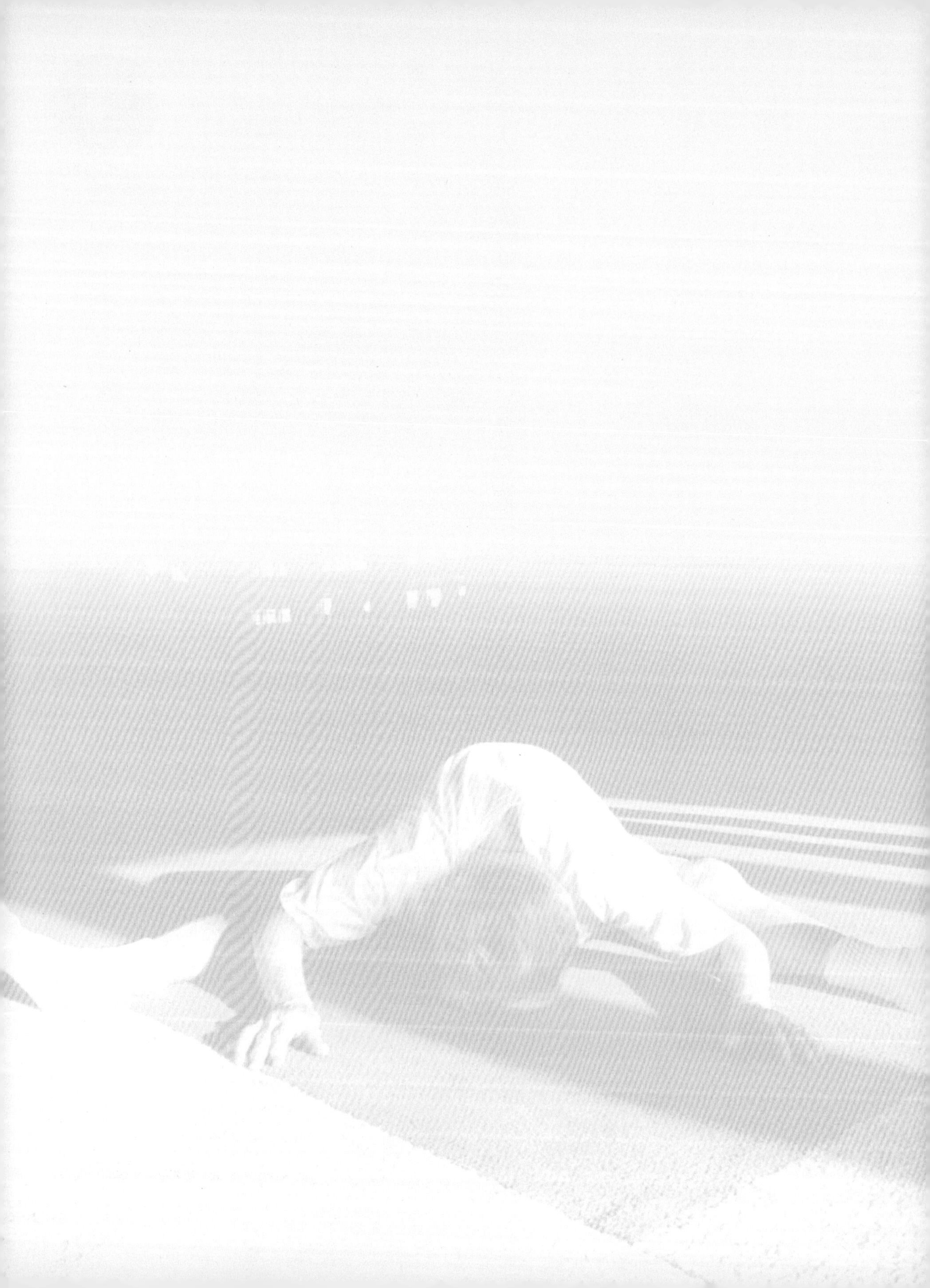

Section

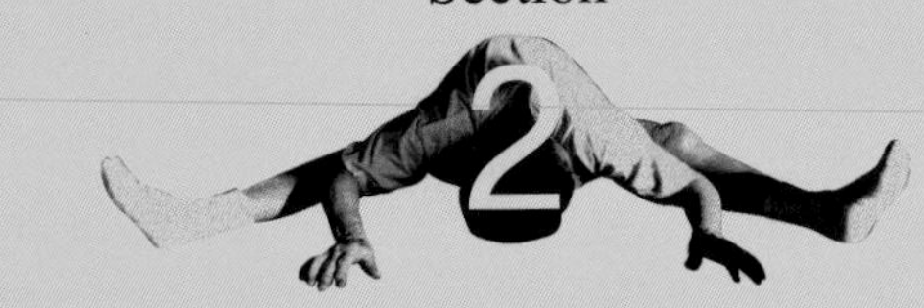

2

성공적인 노화와
규칙적인 신체활동

1. 신체활동이란 무엇인가

누구나 단지 수명을 연장하는 삶이 아니라, 삶의 가치와 의미를 부여할 수 있는 인생을 꿈꾼다. 즉 삶의 양만을 늘리는 것이 아니라 삶의 질을 높이는 방법에 대한 사람들의 관심이 쏟아지고 있다. 정상 노화는 시간의 흐름에 따르면서 보편적으로 변화하는 과정을 말하며 여기에 질병 및 환경적 영향을 포함시키지 않는다. 성장기의 2차 성징이나 여성들의 폐경은 질병의 영향이 아니라 나이를 먹으면서 발생하는 자연적인 변화, 즉 성장 및 노화의 예라 할 수 있다.

성공 노화는 세계적으로 합의된 정의나 측정방법은 없다. 그러나 세계보건기구, 미국 노화연구소에서 질병과 장애가 없는 상태 이상의 것임을 강조하였다. 여기에 덧붙여 Rowe와 Kahn는 사회적 참여를 강조하였다. 현재 일반적으로 통용되는 모델은 신체, 인지, 사회적 기능이 높으면서 장애가 없는 상태를 말한다. 지금까지 보고된 성공 노화를 포괄적으로 분석한 2006년도의 연구결과에 따르면 성공 노화의 예측인자로 가장 유의한 사안은 금연, 관절염, 청력 이상 등 건강에 문제가 없고 일상 생활활동이 원활한 경우였다. 중간 정도로 유의한 사안은 신체활동과 사회 접촉이 더 많은 경우, 자기 건강 평가가 좋은 경우, 우울증 및 인지 장애가 없는 경우, 수축기 혈압이 낮은 경우, 질병이 적은 경우였다.

이 책은 노화를 막는 방법이나 노화로 인해 죽음을 피할 수 있는 방법을 이야기하자는 것이 아니다. 신체활동을 통해 많은 사람들이 신체적으로 심리적으로 더 나아가서는 사회적인 기능을 유지함으로써 삶의 질을 제고할 방법을 이해하고 활성화하고자 하는 데 있다.

흡연, 음주, 영양 및 신체활동의 건강실태는 우리나라 국민의 건강위험 요인 기여도 중 가장 높은 30.9%를 차지한다. 이같은 생활 활동은 각종 만성질환 예방을 위한 매우 중요한 건강생활 실천 분야에 해당한다.

신체활동은 만성질환의 예방은 물론이고, 유엔에서 21세기 인류의 최우선 보건 목표로 선포한 만성질환 관리를 위한 저비용–고효율적인 건강생활 실천 방안이라 할 수 있다. 이는 신체활동이 관상심장질환, 고혈압, 뇌졸중, 당뇨병, 결장암 및 유방암 그리고 우울증 등을 개선시킬 수 있는 것으로 입증되었기 때문이다. 뿐만 아니라 규칙적인 생활체육 참여는, 우리나라의 경우 연간 최대 2조 8,000억 원의 의료비를 절감시키는 잠재적 효과도 있다고 한다.

그렇다면 '신체활동'이란 무엇인가?

엘리베이터를 타는 대신 층계를 이용한다든지 차를 이용하는 대신 자전거를 이용하는 따위의 행동이야말로 일상생활에서 찾아볼 수 있는 신체활동의 친근한 사례이다. 체력적인 면을 좀더 강조하는 '운동(exercise)' 개념 대신, 노인을 대상으로 비활동적인 생활을 예방하고 활동적인 생활습관화를 장려하며 전체적인 건강에 중점을 두는 '신체활동(physical activity)'이 노인체육의 주요 개념으로 떠오르고 있다.

일반적으로 사람들은 신체활동을 운동이나 스포츠와 유사한 개념으로 인식하고 있는 경우가 많다. 하지만 신체활동은 운동이나 스포츠보다는 포괄적 개념이다. 1985년 Casperen 등은 신체활동을 '근육의 수축으로 에너지 소비를 증가시키는 신체적 움직임'이라고 정의하였다. 또한 세계보건기구(WHO)는 신체활동을 일, 스포츠, 레크리에이션, 운동 등 '일상생활에서 모든 활동'이라고 정의하고 있다.

미국 보건복지부(U.S. Department of Health and Human Services, 2008)는 신체활동을 '건강을 증진시키는 신체의 움직임'이라고 정의하면서 신체의 움직임을 두 가지로 구분하고 있다.

- **기본 활동**(Baseline activity)

서기, 천천히 걷기, 가벼운 물건들기 등과 같이 일상생활에서 이루어지는 가벼운 강도의 활동. 매일 기본 활동만 하는 사람을 비활동적인 사람이라 규정지을 수 있다. 때때로 몇 층의 계단을 오르는 등의 중강도 또는 고강도의 활동이 평소 이루어지긴 하나 건강상 이익을 볼 수 있는 정도는 아니다.

- **건강 증진 신체활동**(Health-enhancing physical activity)

기본 활동을 바탕으로 건강상 혜택을 얻을 수 있는 활동이 더해진 경우이다. 빠르게 걷기, 줄넘기, 댄스, 아령 들어올리기, 요가 등이 건강 증진 신체활동의 좋은 예이다.

체력(physical fitness)은 무엇인가?

2000년도 미국스포츠의학회(American College of Sports Medicine)에서는 '체력'을 '신체활동을 수행할 수 있는 능력'으로써 '인간이 소유한 또는 더욱 향상시키고자 하는 일련의 속성'을 갖는다고 규정하였다. 또한 체력은 육체적 스트레스나 피로를 느끼지 않는 범위 내에서 일정 시간 정해진 일이나 활동을 할 수 있는 신체의 능력을 말한다.

체력의 구성요소는 크게 건강관련 체력과 운동기능 관련 체력으로 나눌 수 있다. 건강관련 체력요소에는 심폐지구력, 근력, 근지구력, 유연성, 신체구성 등이 포함되며 운동기능 관련 체력요소로는 스피드, 민첩성, 평형성, 협응성, 반응시간 등이 있다.

운동(exercise)란 무엇인가?

'체력을 향상시키거나 유지하기 위해 계획되고 체계적이며 반복적인 신체적 움직임'이라고 정의된다. 노인을 위한 운동프로그램 대부분에는 에어로빅, 근력, 유연성 운동이 포함되며 운동목표에 따라 신경근육계 훈련, 균형감, 또는 기능적인 운동이 포함된다.

이 책에서는 신체활동과 운동을 상호적으로 활용하는 특징을 발견할 수 있을 것이다. 이는 공중보건(public health)에서는 '신체활동'이라는 용어를 주로 사용하고 특정 질병과 관련되거나 재활적인 측면에서는 '신체활동'이라는 용어보다는 '운동'이라는 용어를 자주 사용하고 있는 점을 반영한 것이다.

비신체활동적인 생활 습관을 가진 노인의 경우 익숙하지 않거나 부담되는 '운동'이라는 개념보다는 일상생활에서 활용되는 '신체활동'이라는 개념으로 접근하는 것이 활동적인 생활로 유도하기에 유리하다.

2. 규칙적인 신체활동의 효과

신체활동은 왜 필요한가

'e-나라지표'에서 제시한 바에 따르면 1945년 우리나라 사람들의 평균수명은 불과 47세였다. 그러나 시간이 지날수록 평균수명이 점차 늘어나기 시작했다. 70년대에는 60세, 80년대에는 66세까지 늘어났으며 90년대에는 70세를 넘어섰다. 2000년대에는 75세를 넘어 2013년 남자 78.51세, 여자 85.06세로 평균 81.94세라고 하지만 평균수명이 늘어난 만큼 노후를 건강하고 행복하게 보내는 사람들도 늘어나고 있는가?

▶ **평균수명** 0세의 출생자가 향후 생존할 것으로 기대되는 평균생존년수로서 '0세의 기대여명'을 말한다. 평균수명은 인구 집단의 건강이나 복지를 포함한 삶의 질의 수준을 나타내는 종합적인 지표로 널리 활용된다.

▶ **기대여명** 어느 연령에 도달한 사람이 그 이후 몇 년 동안이나 생존할 수 있는가를 계산한 평균생존년수를 뜻한다.

* 평균수명=출생시 기대여명=출생시 기대수명

▶ **건강수명** 전체 평균 수명에서 질병이나 부상으로 고통받은 기간을 제외한 건강한 삶을 유지한 기간을 의미한다. 건강수명은 국민건강의 지표로 활용되고 있으며 국제기관에서도 평균수명과는 별도의 자료로 공표한다.

세계보건기구(WHO)는 이미 1948년에 건강을 단지 질병이나 불구가 없는 상태가 아니라, 신체적 정신적 사회적으로 안녕 상태(Health is a state of complete physical, mental and social well-being and not merely the absence of disease or infirmity)라고 정의한 바 있다. 과거에 비하면 건강한 노인이 상대적으로 늘어났다. 하지만 노인 인구 자체가 급속히 늘고 있는 오늘날, 건강은 역동적이며 자신의 삶의 질을 유지하거나 향상시킬 수 있는 필수적인 요소이다.

『노화 곡선과 운동(Bending the Aging Curve)』이라는 책에서 예시한 케스트롤(Castrol) 석유회사의 광고를 보면 "당신이 가지고 있는 몇 달러로 지금 엔진오일을 바꾸시겠습니까 아니면 몇 천 달러로 나중에 엔진을 바꾸시겠습니까?"라는 문구가 있다. 이 광고문구가 일상생활에서 신체활동을 활성화시켜야 한다는 사실과 일맥상통한다. 엔진오일과 같은 신체활동을 주기적으로 실시한다면 만성질환을 예방할 수 있는 반면 엔진오일을 장기간 주기적으로 교체하지 않을 경우 많은 돈을 들여 엔진을 바꿔야 하듯이 비신체활동이 습관화된 삶은 결국 노화로 인한 만성질환과 여러 면에서 발생할 수 있는 위험비용의 증가를 초래하게 된다.

이 책에서는 노인체육을 재활(rehabilitation) 측면과 예방(prehabilitation)의 측면에서 설명하고 있다. 신체활동은 나이가 들어감에 따라 독립적인 삶이 노쇠한 삶으로 변화하는 인생 경로에서 건강을 지키고 삶의 질을 유지하며, 치명적인 부상을 입을 가능성을 낮추는 중요한 수단이 된다. 동시에 신체활동은 독립적인 삶을 살아

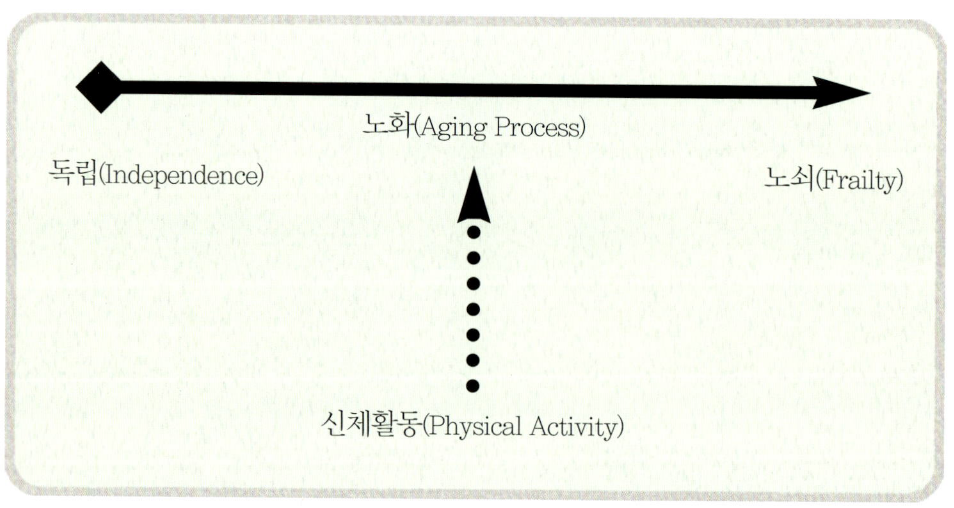

갈 수 있는 가능성이 높이는 실천행위이며 나이가 들어감에 따라 신체적으로나 정신적으로 삶의 질을 유지하는데 가장 중요한 생활 방식의 하나이다.

독립적인 생활에서 노쇠의 단계까지 연속선상에서 일상생활활동(ADL)과 도구적 일상생활활동(IADL)은 개인에게 큰 의미를 갖는다. 규칙적인 신체활동은 노화로 인해 방해받을 수 있는 일상생활에서의 활동을 가능하게 해줌으로써 독립적인 생활을 유지할 수 있게 해준다.

- 일상생활활동(ADL: Activities of Daily Living)
  일상생활과 독립적인 생활을 위한 기본적인 활동으로 걷기, 옷 입기, 침대나 의자에서 일어나기 및 이동하기 등의 활동을 지칭한다.
- 도구적 일상생활활동(IADL: Instrumental Activities of Daily Living)
  집안 일하기, 의약품 복용하기, 전화를 이용한 장보기, 고지서 납부하기 등 복잡한 행동으로 독립적인 생활과 관련되는 활동을 가리킨다.

설득력 있는 과학적 증거들에 의하면 비활동적인 생활습관이 지속되면 생리적인 노화가 가속화된다고 한다. 구체적인 증거들은 아래와 같다.

▶ 비활동적인 사람들은 활동적인 사람들과 비교했을 때 최대 심박수(VO2 max)의 감소가 2배 이상 빠르다.
▶ 근육량의 감소는 기본적으로 나이에 따른 근력감소와 관련이 있다. 이는 비활동성과 노화 또는 두 가지 모두에게서 영향을 받아 전체 근육 단백질의 손실을 초래한다.
▶ 유연성 저하의 주요 원인은 관절의 움직임 부족 때문이다.
▶ 활동적인 사람에 비해 비활동적인 사람이 2배 정도 치명적인 대동맥 심장질환에 걸릴 위험성이 높다.
▶ 젊은 사람들이든 나이든 사람들이든 움직임의 시간으로 보면 활동적인 사람들이 그렇지 않은 사람들 비해 빠르다.
▶ 20년 이상 규칙적인 신체활동을 한 노인과 20대의 비활동적인 청년 간의 반

응시간을 비교해보면 비슷하거나 노인이 조금 빠르다.

▶ 노화 그 자체보다 비활동적인 생활이 신체의 기능적인 능력 손실에 많은 영향을 끼친다.

▶ 비신체활동은 노인들에게 자주 발생되는 둔부 골절의 주요 요인이 된다.

▶ 근육량 저하(sarcopenia)는 정상적인 노화현상이지만 비활동적인 생활이 근육량 저하 속도를 가속화시킨다.

▶ 근력 손실로 인한 근육기능의 감퇴는 기능적 독립성과 운동성의 감소 및 낙상과 부상, 노쇠, 그리고 장애의 위험성을 높인다. 근육기능 감퇴의 주요한 두 가지 원인은 근육을 사용하지 않는 것과 비활동적인 생활습관이다.

정기적인 신체활동 참여가 노인들에게 긍정적인 효과를 나타낸다는 과학적 증거들이 지난 20~30년에 걸쳐 축적되어 왔다. 예를 들어, 미국스포츠의학회(American College of Sports Medicine-ACSM)와 미국심장협회(American Heart Association-AHA)에서 노인을 위한 신체활동과 건강에 관해 발표한 바에 따르면, 정기적인 신체활동은 중년과 노인들에게 심혈관 질환, 뇌졸중, 고혈압, 성인당뇨병, 골다공증, 비만, 대장암, 유방암, 불안 및 우울증의 위험을 줄여준다. 또한, ACSM/AHA의 권장에 따르면 특히 노인들의 신체활동 참여는 낙상의 위험과 낙상으로 인한 상해를 감소시키고 많은 만성질환을 효과적으로 치료하며 신체의 기능적 저하를 방지하거나 완화하는 역할을 하는 것으로 보고되고 있다.

더불어 ACSM/AHA의 발표문에서는 임상 실습을 통해, 신체활동이 우울증과 불안 장애의 관리, 치매, 고통, 심장 마비, 실신, 뇌졸중, 요통, 그리고 변비를 관리하며 수면의 질 향상과 인지 장애 및 신체적 장애의 방지 및 지연의 증거들을 제시한 바 있다. ACSM/AHA 이외에도 수많은 합의문(consensus statement)에서도 건강유지에 도움이 되는 신체활동으로 관상동맥 질환, 고혈압, 말초혈관 질환, 성인 당뇨병, 비만, 높은 콜레스테롤, 골다공증, 관절염, 그리고 만성 폐쇄성 폐질환의 증상을 호전시키는 역할을 담당한다는 사실을 제시하고 있다.

세계보건기구(WHO)에서는 신체활동의 효과를 크게 두 분야, 노인 개개인이 얻게 되는 개인적인 혜택과 국가적인 측면에서 얻게 되는 혜택으로 나누어 설명하고 있다. 개인적인 측면에서 규칙적인 신체활동의 효과는 다시 크게 3부분, 즉 생리적 효과(표 1), 심리적 효과(표 2), 사회적 효과(표 3)로 설명된다. 국가적인 측면의 혜택은 표 4에서 설명하고 있다.

WHO 신체활동 가이드라인에서는 모든 노인이 정기적인 신체활동에 참여해야 하고 사회가 노인들이 신체활동을 광범위하게 참여할 수 있도록 지지할 의무와 책임이 있다고 주장한다. 또한 가이드라인에서는 규칙적인 신체활동이 건강과 관련된 혜택을 제공하고 저렴하고 안전하며 쉽게 참여할 수 있는 장점을 제시하고 있다. 또한 규칙적인 신체활동의 참여는 노화로 인해 발생 가능한 비전염성 질병과 상태를 관리하고 조절하며 예방의 역할까지도 수행한다고 결론짓고 있다.

표 1 신체활동을 통해 노인들이 얻게 되는 생리적 효과

즉각적 효과(Immediate Benefits)	장기적 효과(Long-Term effects)
▶ 글루코스 수준(Glucose levels) 신체활동은 혈액의 글루코스 수준을 조절하도록 도와준다. ▶ 카테콜라민 활동(Catecholamine activity) 아드레날린과 비아드레날린의 수준이 신체활동에 의해 자극받는다. ▶ 수면의 향상(Improved sleep) 노년기뿐 아니라 모든 연령층에서 신체활동은 수면의 양과 질을 향상시킨다.	▶ 에어로빅/심폐지구력(Aerobic/cardiovascular endurance) 적당한 신체활동 후 심장기능과 관련된 다양한 부분에서 상당한 수준의 향상을 가져온다. ▶ 근력강화 훈련(Resistance training/muscle strengthening) 근육강화훈련은 노년기의 독립적인 생활 유지에 큰 영향을 미친다 ▶ 유연성(Flexibility) 신체 가동범위를 자극하는 신체활동을 통해 유연성을 유지하거나 회복시킬 수 있다. ▶ 평형성/협응력(Balance/coordination) 신체활동을 통해 낙상의 주요원인인 평형성과 협응력 감소를 방지하거나 지연시킬수 있다. ▶ 동작의 속도(Velocity of movement) 느려지는 행동은 노화의 특징이다. 규칙적인 신체활동을 하는 노인들은 종종 이러한 노화로 인한 동작 속도의 감소를 지연시킬 수 있다.

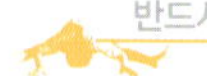

표 2 신체활동을 통해 노인들이 얻게 되는 심리적 효과

즉각적 효과(Immediate Benefits)	장기적 효과(Long-Term effects)
▶ 안정(Relaxation) 적당한 신체활동은 심리적 안정을 향상시킨다. ▶ 스트레스와 불안 감소(Reduced stress and anxiety) 신체활동은 스트레스와 불안을 감소시킨다. ▶ 기분 향상(Enhanced mood state) 신체활동 후 기분이 향상된다.	▶ 일반적 웰빙(General well-being) 장기간 신체활동을 수행한 후 대부분의 심리적 기능이 향상된다. ▶ 정신건강의 향상(Improved mental health) 신체활동이 우울증이나 불안 증세 같은 몇몇 정신 질환의 치료에 중요한 역할을 담당한다. ▶ 인식의 향상(Cognitive improvements) 신체활동은 노화로 인한 중추신경계 전달 속도의 저하를 지연시키고 반응 시간을 향상시킨다. ▶ 운동 조절과 수행(Motor control and performance) 신체활동은 노화로 인한 소근육 및 대근육의 운동수행의 감소를 예방하거나 지연시키도록 도와준다. ▶ 기술 획득(Skill acquisition) 나이와 상관없이 신체활동은 새로운 기술을 습득하거나 기존의 기술을 다듬는데 도움을 준다.

표 3 신체활동을 통해 노인들이 얻게 되는 사회적 효과

즉각적 효과(Immediate Benefits)	장기적 효과(Long-Term effects)
▶ 노인들의 파워과 권한(Empowering older individuals) 많은 수의 노인들이 비신체활동적인 생활방식을 자연스럽게 받아들이며 적응하는데 이는 결국 그들의 독립적이고 자급자족적인 생활에 위험요소가 된다. 규칙적인 신체활동은 노인들 스스로를 강하게 하며 좀더 적극적으로 사회 구성원의 역할을 하도록 도와준다.	▶ 사회적 통합의 향상(Enhanced integration) 규칙적인 신체활동을 하는 사람들은 그렇지 않은 사람들에 비해 사회로부터 소외당하지 않으며 사회 환경에 적극적으로 참여한다. ▶ 새로운 친구관계 형성(Formation of new friendships) 소그룹이나 사회적 환경 안에서 규칙적인 신체활동의 참여는 새로운 친구관계 형성 및 인간관계를 촉진시킨다.

즉각적 효과(Immediate Benefits)	장기적 효과(Long-Term effects)
▶ 사회 문화적 통합의 향상(Enhanced social and cultural integration) 신체활동 프로그램이 소그룹이나 사회적 환경 속에서 진행되면 사회적으로나 서로 다른 문화 간의 통합을 이끌어내며 향상시킬 수 있다.	▶ 사회와 문화적 관계망 확대(Widened social and cultural networks) 신체활동은 개인의 사회적 관계망을 넓힐 수 있는 기회를 자주 제공한다. ▶ 역할 유지 및 새로운 역할 부여(Role maintenance and new role acquisition) 습관화된 신체활동은 사회에서 부여받은 역할을 유지하거나 새로운 역할을 부여받는 환경을 조성하도록 도와준다. ▶ 세대 간 활동의 증가(Enhanced intergenerational activity) 신체활동은 서로 다른 세대와 만남의 기회를 제공해 줌으로써 노화와 노인에 대한 사회적 통념을 변화시킬 수 있다.

표 4 노인의 신체활동 활성화에 따른 국가적 차원의 혜택

▶ 건강 및 사회적 비용 감소(Reduced health and social care costs) 비신체활동의 생활방식은 사회에서의 독립적인 삶을 위협하고 다양한 만성질환의 원인이 된다. 규칙적인 신체활동 습관은 신체적 허약이나 만성질환으로 인한 장애를 예방해 주기 때문에 노인들의 의료비 및 사회적 보호 비용을 상당부분 절감할 수 있다.

▶ 노인들의 생산성 증가(Enhancing the productivity of older adults) 규칙적인 신체활동은 노인들의 기능적인 독립성을 유지하고 그들이 지닌 능력을 사회에 적극적으로 기여할 수 있도록 해준다.

▶ 노인에 대한 긍정적이고 활발한 이미지 구축(Promoting a positive and active image of older persons) 노화로 인해 자연스럽게 받아들이는 비신체활동은 지역사회 노인들의 독립적인 삶과 자립심을 위협하므로 국가적 차원에서 노인들의 신체활동 생활 방식에 대한 적극적인 홍보가 필요하다. 노인들의 신체활동 생활화는 오랜기간 축적된 노인들의 값진 경험과 지혜를 표출하는 사회 분위기를 형성할 수 있다.

최근 미국에서는 국가적 차원에서 신체활동 활성화에 주력하고 있다. 2008년 미국 정부는 처음으로 노인층을 포함한 신체활동 가이드라인을 발표하였다. 신체활동 가이드라인 자문위원단이 제출한 보고서에 따르면, 비활동적인 사람들과 비교하여 활동적인 남성과 여성에게서 사망의 원인으로 심장질환, 고혈압, 뇌졸중, 당뇨병, 신진대사 질환, 유방암, 대장암과 우울증의 비율이 낮게 나타난 것으로 보고되었다. 신체활동이 활발한 노인들은 그렇지 않은 노인들에 비해 심폐기능과 근력의 수준이 높았으며 건강한 체질량과 체성분을 가지고 있었다. 보고서에서는 규칙적으로 신체활동을 하는 노인들에게서는 질적인 수면 및 건강과 관련된 삶의 질(QOL=quality of life)이 높은 수준을 보인다고 결론내리고 있다.

어떤 신체활동의 양도 노화의 과정을 막을 수 없다. 하지만 현재 설득력 있는 과학적 근거에 의하면 규칙적이고 적당한 신체활동은 노화로부터 만성질환과 장애를 동반하는 신체적 변화를 줄일 수 있기 때문에, 신체활동 상태의 발달과 진전을 제안하고 있다. 요컨대 활동 기대수명(active life expectancy)을 늘리는 가장 확실한 방안이 규칙적이고 적당한 신체활동인 셈이다.

노인들이 정기적으로 신체활동 프로그램에 참여하면 사회적 관계 및 접촉의 기회를 제공받을 수 있을 뿐 아니라 신체적·정신적 건강을 증진시키고 신체기능을 유지하는 데 크게 도움이 된다.

2014년 안전행정부 주민등록 인구통계자료에 의하면 우리나라 100세 이상 인구는 14,592명이며 100세 이상 노인수는 서울(4,522명)에 이어 경기(2,639명), 부산(1,374명), 전남(696명) 등의 순으로 나타났다.

100세 이상 장수하는 사람들의 장수요인은 무엇일까?

보스톤의대 생활의학실이 조사한 100세 이상 장수하는 사람들의 10가지 습관들을 보면

하나, 은퇴 후 실직기간에도 일하라. 집 앞을 청소하는 것도 아주 귀중한 일이다.

둘, 웬만한 거리는 걸어다닐 만큼 움직여라.

셋, 생체리듬이 건강해지기 위해 7시간 잠을 자라.

넷, 식사 시간을 지키는 등 규칙적인 생활을 하라.

다섯, 새로 친구를 만들려 하지 말고 주위에 있는 사람과 대화의 양과 질을 늘려라.

여섯, 성실하라. 성실은 최대의 혈액순환이다.

일곱, 화내거나 성내지 말라.

여덟, 아침을 거르지 말라.

아홉, 채식을 많이 하라.

열, 가까운 곳이라도 배우자나 가족 또는 친구와 자주 여행하라.

결론적으로 수 년 간의 연구를 종합하면 건강한 노화를 위한 열쇠는 다음과 같다고 말할 수 있다.

건강한 노화를 위한 열쇠

1. 노화에 대한 긍정적인 태도
2. 활발한 마음 상태 유지
3. 규칙적 신체활동을 통한 신체적 활발함
4. 건강한 음식 섭취
5. 지속적인 사회활동
6. 스트레스 조절 능력
7. 건강한 커뮤니티에서의 생활

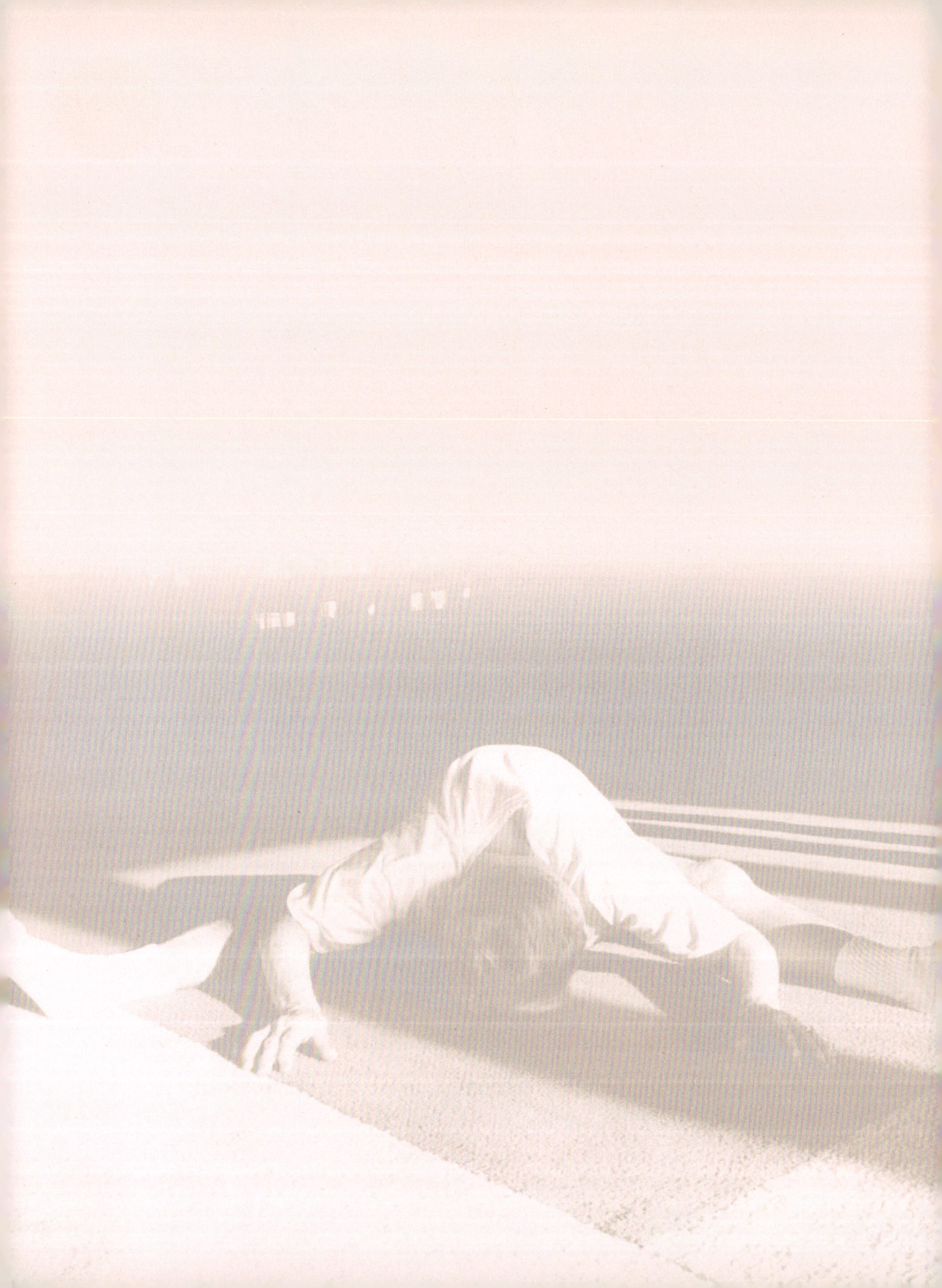

Section

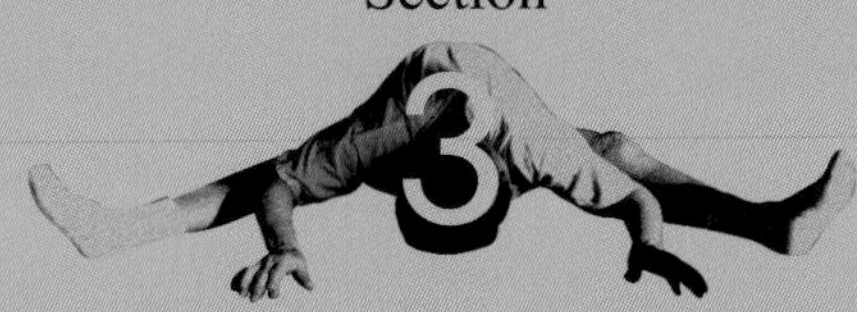

3

성공적인 노화를 위한
노인 신체활동 가이드라인

65세 이상 노인을 위한 신체활동 가이드라인

오늘의 사회에는 신체활동과 건강에 대한 지식이 넘쳐난다. 건강 지식이 아무리 많이 유통되어도 일반 사람들에게 이해할 수 없는 내용들이거나 삶에 적용되지 않는다면 공염불에 불과하다. 지난 30년이 넘는 시간동안 갑작스런 변화는 없었지만 신체활동과 건강 정보들은 일반인에게 지속적으로 전파되어 왔다.

우리나라뿐 아니라 전 세계적으로 노인인구가 늘어나면서 신체활동에 대한 중요성이 더욱 강조되기 시작했다. 이와함께 노인들이 일상생활에서 신체활동을 실천할 수 있도록 신체활동 가이드라인이 각국의 주요 기관에서 발표되고 있다.

이 장에서는 최근 발표된 국내외 노인 신체활동 지침을 살펴보고자 하며 소개되는 권고 지침들 중 대부분은 저자들이 직간접으로 개발에 참여한 경우임을 미리 밝혀둔다. 2008년 발표된 미국의 노인 신체활동 가이드라인을 시작으로 2010년 세계보건기구(WHO), 우리나라의 경우 2013년 서울시에서 발행한 「노인 신체활동 가이드라인」과 보건복지부에서 발간한 「한국인을 위한 신체활동 지침서」에 포함된 노인 신체활동 가이드라인을 살펴보고기로 한다.

01 미국의 노인 신체활동 가이드라인

신체활동은 1995년 미국정부에서 발표한 식생활 가이드라인에 처음으로 포함되었다. 그러나 신체활동의 유익성에 대한 과학적인 증거들이 점점 많이 밝혀지면서 미국 정부에서는 신체활동 가이드라인을 분리해서 발표해야하는지를 놓고 신중한 토론이 진행되었다. 2006년 미국 의학 연구소(Institute of Medicine)의 도움으로 미국 보건복지부(Department of Health and Human Services : DHHS)가 이러한 이슈들을 해결하기 위한 워크숍을 개최하였다.

신체활동과 건강의 연관을 연구해온 결과물은 독립적인 신체활동 가이드라인 작성의 정당성이 워크숍의 보고서(Adequacy of Evidence for Physical Activity Guidelines Development)로 채택되었다. 신체활동 가이드라인의 진행 과정은 식생활 가이드라인의 발달과 유사하다. 우선 2007년 미국 보건복지부(DHHS)에 의해 신체활동 가이드라인 자문 위원회가 구성되었다. 미국 보건복지부(DHHS)는 주로 자문위원회 보고서를 참고하면서 공공 및 정부기관의 의견을 수렴하여 신체활동 가이드라인을 작성하였다.

현재 미국인들에게 신체활동이 노인 건강에 효과적이라는 상당한 증거가 제시되고 있는 가운데 건강의 전반적인 수준 향상과 다양한 건강상의 문제점들을 줄이기 위해 정기적인 신체활동을 생활화하여야 한다는 것도 인식하고 있다. 미국에서는 10년 단위로 온 국민의 건강한 삶을 홍보하기 위해 *Healthy People*이 발간되고 있다. *Healthy People 2010*에는 2000년도에서부터 2010년에 이르기까지 미국인들의 신체활동 증진을 위해 설정된 목표가 제시되어 있다.

그럼에도 불구하고 10년간 미국인의 신체활동 수준은 여전히 낮고 신체활동의 목표를 달성하는 데도 어려움이 많다. 나이가 들면서 줄어드는 신체활동으로 인해 비활동적인 사람들이 늘어나면서 그들의 건강상 문제점이 제기되면서 마침내 2008년 미국 정부에서는 최초로 미국인을 위한 신체활동 가이드라인을 공표하였다. 과학적 근거를 바탕으로 구성된 신체활동 가이드라인은 6세 이상 아동에서부터 어른, 노인에 이르기까지 건강을 향상시키고 실질적인 건강상 혜택을 누릴 수 있는 신체활동에 대한 다양한 정보를 담아 지침서 역할을 할 수 있도록 했다. 신체활동 가이드라인에서 사용한 '신체활동(physical activity)'이라는 용어는 건강을 향상시키는 신체의 움직임으로 정의하고 있다. 미국 노인 신체활동 가이드라인에서는 '신체활동'을 아래와 같이 두 범주로 나누고 있다.

- **기초 활동** 일상생활에서 수행하는 가벼운 강도의 활동. 예를 들어 일어서기, 천천히 걷기, 가벼운 물건 들어올리기 등이 여기에 해당한다. 일상생활에서 이러한 기초 활동만을 하는 사람들을 두고 활동적이지 않다고 표현한다. 활동적이지 않은 사람들도 아주 짧게 중간 또는 높은 강도의 움직임을 갖기도 한다. 예를 들어 계단 오르기 등을 수행하지만 이러한 활동이 신체활동 가이드라인에서 정한 건강 향상지표를 충족시키기는 어렵다.
- **건강을 증진시키는 신체활동** 기초 활동에 부가해서 건강의 혜택을 얻을 수 있는 활동을 가리킨다. 신체활동 가이드라인에서 말하는 신체활동은 대부분 이 범주를 지칭한다. 빠르게 걷기, 줄넘기, 춤추기, 웨이트트레이닝, 요가, 등산 등이 여기에 속한다.

신체활동 가이드라인에 따르면 노인들은 심폐지구력 운동과 근력 강화 운동에 초점을 두어야 한다. 또한 낙상 위험이 있는 노인들은 균형감을 높이는 운동도 병행하여야 한다. 노인 신체활동 가이드라인은 의료인이나 건강 관련 종사자 또는 노인들 자신에게도 유용하게 활용될 수 있다. 가이드라인의 핵심내용은 표 5와 같다.

표 5 노인 신체활동의 핵심 가이드라인

▶ 모든 노인은 비활동적인 생활습관을 피해야 한다. 어떠한 형태이든 신체 활동의 참여는 참여하지 않는 것보다 낫고 어느 정도든 신체활동에 참여함으로써 건강의 혜택을 얻을 수 있다.

▶ 질적으로 건강상의 혜택을 얻으려면 일주일에 중강도로 150분(2시간 30분) 정도, 또는 75분(1시간 15분)정도 고강도 에어로빅 활동을 하는 것이 바람직하고 중강도와 고강도를 혼합하여 하는 것도 가능하다. 또한 에어로빅 활동은 10분 이상 여러 차례 나누어 일주일간 지속할 수도 있다.

▶ 보다 많은 건강상의 혜택을 얻으려면 일주일에 중강도로 적어도 300분(5시간) 정도 또는 150분(2시간 30분)정도 고강도 에어로빅 활동을 하는 것이 바람직하며 중강도와 고강도를 혼합하여 하는 것도 가능하다.

▶ 노인들은 근력 강화 활동을 중강도부터 고강도 수준으로 주요 근육 부위를 중심으로 일주일에 2회 이상 하는 것이 바람직하다.

▶ 만성 질환 때문에 일주일에 150분 중강도의 에어로빅 활동을 하지 못하는 노인들은 그들의 신체 상태와 능력 범위 내에서 신체활동을 수행해야 한다.

▶ 낙상의 위험이 있는 노인은 균형감을 유지, 향상시킬 수 있는 운동을 해야 한다.

▶ 노인들은 자신의 체력 수준에 알맞는 신체활동의 정도를 결정하여야 한다.

▶ 만성 질환이 있는 노인들은 안전하게 정기적인 신체활동에 참여할 수 있도록 신체활동 참여시 자신의 건강상태가 어떠한지, 어떠한 영향을 받는지를 잘 인식하고 있어야 한다.

1. 에어로빅 활동(Aerobic Activities)

지구력 활동이라 불리는 에어로빅 활동은 신체의 큰 근육들을 지속적으로 리듬 있게 움직이는 활동을 말한다. 에어로빅 활동의 예로는 빠르게 걷기, 수중 운동, 테니스, 걸어 다니면서 치는 골프, 조깅, 자전거 타기, 댄스, 수영 등이 있다.

- **기간** 노인들은 일주일 간의 목표를 적어도 150분(2시간 30분)의 중간도 신체활동에 참여하거나, 75분(1시간 15분)의 고강도 신체활동을 하는 것으로 설정해야 한다. 또한 노인들은 중간도와 고강도의 신체활동을 혼합하여 동일한 양만큼 수행할 수도 있다.
- **빈도** 일주일에 최소 3일의 신체활동은 건강증진에 혜택을 줄 수 있다. 10분 이상 중간도 또는 고강도로 단기간 실시된 신체활동들을 합하면 가이드라인을 충족시킬 수 있다.
- **강도** 0에서 10의 강도 측정 눈금에서, 0은 앉아 있는 상태이고 고강도는 7~8에 해당한다.

2. 근력 강화 활동(Muscle-Strengthening Activities)

근력 강화 활동에는 주요 근육 부위, 즉 다리, 엉덩이, 가슴, 등, 복부, 허리, 그리고 팔이 모두 포함된다. 근력 강화 활동의 예로는, 중량 들어 올리기, 저항 밴드를 이용한 운동, 자신의 체중을 활용한 미용 체조, 계단 오르기, 무거운 물건 움직이기, 요가의 일부 동작과 일부 태극권(tai chi)의 일부 동작이 포함되어 있다.

- **기간** 근력 강화 운동에는 시간상 구체적인 권장 사항은 없다. 하지만, 노인들은 같은 동작을 도움 없이 반복하기 어려울 정도까지 근력 강화 운동을 수행해야 한다.
- **빈도** 노인들은 일주일에 최소 2번 이상 근력 강화 운동을 하는 것이 좋다.
- **강도** 0~10의 강도 측정 눈금에서 중간 강도인 5~6 또는 높은 강도 7~8로 근력 강화 운동을 해야 한다.

3. 낙상 위험이 있는 노인을 위한 균형성 활동
(Balance Activities for Older Adults at Risk at Falls)

오래되지 않은 과거에 낙상 경험이 있거나 걷는데 문제가 있는 노인들에게는 균형감 운동을 권장할 만하다. 균형감 운동에는 뒤로 걷기, 옆으로 걷기, 뒤꿈치로 걷기, 발가락으로 걷기, 앉았다 일어서기 등이 있다.

- **기간/강도** 낙상의 위험을 감소시키는 신체활동 프로그램은 90분(1시간 30분)의 균형감 운동과 근력 강화 활동들을 병합하여 일주일에 1시간 정도 중간 강도의 걷기가 포함된 프로그램이 효과적이다.
- **빈도** 낙상의 위험이 있는 노인들은 일주일에 3회 이상 균형감 운동을 실시하는 것이 효과적이다.

신체활동 가이드라인에 따르면 대부분의 사람들은 가이드라인에서 제시하는 중간 강도의 신체활동으로 부상을 입을 가능성은 드물다고 한다. 건강한 노인들은 신체활동 참여 여부를 그들의 의사에게 문의할 필요가 없다. 하지만 만성 질환을 가진 노인들은 신체활동 프로그램에 참여하기 전 적합한 신체활동 종류와 정도에 대해 의사와 논의하는 것이 바람직하다.

부상의 위험을 감소시키기 위한 안전하고 효과적인 신체활동을 위해서는 노인들은 다음 사항을 준수하여야 한다.
- 어떤 이에게는 신체활동 참여가 위험할 수 있으나, 대부분의 경우는 안전하다는 사실을 믿고 참여한다.
- 신체활동 중에서 현재 자신의 체력, 능력 및 건강상 목표에 알맞은 운동이나 운동프로그램을 선택한다.
- 신체활동 가이드라인 또는 자신이 세운 목표를 달성하기 위해서 시간을 가지고 신체활동을 늘려야 한다. 특히 활동적이지 않았던 사람들

은 낮은 강도에서부터 신체활동의 빈도와 소요 시간을 점진적으로 늘려가야 한다.

- 안전한 신체활동에 필요한 도구와 환경 등 언제, 어디서, 어떻게 신체활동에 참여하여야 할 것인가를 두고 규칙과 규율에 따라 현명한 선택을 한다.

미국스포츠의학회(ACSM)에 따르면 정기적인 신체활동 참여에 위험요소가 따를 수 있지만 그 위험은 신체활동에 참여하지 않는 일상생활로부터 야기되는 위험성보다 훨씬 적다고 한다. 신체활동에 따른 위험은 주로 강도와 관련된다. 낮은 강도의 신체활동은 위험의 정도가 적지만 중강도의 신체활동이 위험과 혜택의 비율에서 유리하므로 노인들은 중강도 신체활동을 목표로 삼는 것이 바람직하다. 신체활동을 전혀 하지 않았던 노인들은 대체로 낮은 강도로 다양한 종류의 신체활동을 짧게(10분 미만) 시작하는 것이 바람직하다.

또한 노인들이 신체활동을 시작하기 전이나 신체활동의 수준을 끌어올릴 경우에는 상해를 예방하고 위험을 관리할 수 있는 대비책을 가지고 있어야 한다. 저강도의 신체활동에서 시작하여 점차 강도를 높이는 전략이 필요하며 준비운동과 정리운동를 반드시 포함하여야 한다. 준비운동과 정리운동에는 충분한 스트레칭 요소를 가미하여야 한다. 이처럼 다양한 신체활동에 참여하되 고강도의 운동은 피하도록 한다. 빠르게 달리기와 같은 고강도 운동은 그에 걸맞는 충분한 운동 경험과 체력, 그리고 고강도 신체활동에 대한 지식을 가진 노인이 참여하는 것이 바람직하다.

02 노인 건강을 위한 세계보건기구의 신체활동 권장지침

세계보건기구(World Health Organization:WHO)는 비신체활동이 현재 세계적 사망율의 위해요소로 4위를 차지하고 있음을 강조하는 한편, 많은 나라에서 비신체활동이 비전염성 질환과 건강 일반에 주된 영향을 미치는 현실을 감안하여 2010년 국가와 지역 수준의 정책에 필요한 지침을 제공해 주고자 『글로벌 건강을 위한 신체활동 지침』(Global Recommendations on Physical Activity for Health) 을 간행하였다. 이 지침에서는 비전염성 질환 예방에 초점을 맞추어 신체활동의 빈도, 강도, 종류 및 시간을 바탕으로 설명하고 있다. 지침서는 연령대를 5세에서 17세, 18세에서 64세, 65세 이상으로 각각 나누어 신체활동의 가이드라인을 제공하고 있는데 2008년부터 2010년까지 5단계(1단계: 전문가 회의를 통한 신체활동 지침서의 범위와 대상 설정, 2단계: 정보 수집 및 분석, 3단계: 글로벌 건강을 위한 신체활동 지침 초안 작성, 4단계: 가이드라인 위원회 회의, 5단계: 지침서의 완성 및 보급)를 거쳐 신체활동 지침서가 개발되었다. 이 지침서에서는 스포츠가 아닌 에너지를 사용하여 골근육을 사용하는 신체의 모든 움직임을 일컫는 '신체활동'을 강조하고 있다.

Global Recommendation on Physical Activity for Health(WHO)
65세 이상을 위한 권장지침

65세 이상 노인의 신체활동으로는 여가활동, 교통수단(예: 걷기 또는 자전거 타기), 직업적 일(직업을 가진 노인의 경우), 집안일, 놀이, 게임, 스포츠 등과 같은 계획된 운동과, 가족, 학교, 지역사회에서 이루어지는 활동을 일컬음. 심폐능력 및 근력, 뼈와 기능적 건강, 비전염성 질환의 위험 요소, 우울증, 인지적 기능의 감소를 위해서는 다음과 같은 활동이 필요하다.

❶ 노인들은 일주일에 중강도의 유산소 신체활동 150분 이상, 75분의 고강도 에어로빅 신체활동 또는 중강도와 고강도의 혼합하여 실시하여야 한다.

❷ 유산소 신체활동은 적어도 10분 이상 실시하여야 한다.

❸ 건강상의 추가적인 혜택을 얻으려면 일주일에 중강도의 유산소 신체활동을 300분 이상 실시하거나, 150분의 고강도 신체활동 또는 고강도 또는 중강도의 혼합으로 신체활동을 실시한다.

❹ 기동성이 낮은 노인들은 균형성을 강화하고 낙상을 예방할 수 있는 신체활동을 일주일에 3일 이상 해야 한다.

❺ 근력 강화 신체활동은 주요 근육 부위를 포함하여 주 2회 또는 그 이상 실시하여야 한다.

❻ 건강상 문제로 인해 신체활동 권장량을 달성하지 못하는 노인들은 그들의 신체능력과 건강 상태에 맞는 신체활동을 행하여야 한다.

신체활동 권장지침에서 사용된 주요 용어

▶ **신체활동** 골격근의 에너지 소비를 필요로 하는 모든 신체의 움직임.

▶ **비신체활동** 신체활동이나 운동이 없음.

▶ **운동** 체력 개선이나 유지 등 한 가지 이상의 목적을 가지고 계획적이며 구조적이고 반복적으로 하는 신체활동의 한 종류. '운동' 및 '운동 트레이닝'은 자주 상호교환적으로 사용되며, 일반적으로 체력, 신체적 수행기술 또는 건강 유지 및 개선을 목적으로 여가시간에 수행하는 신체활동을 말함.

▶ **스포츠** 스포츠는 일정한 규칙 범위 내에서 수행되는데 레저 또는 경쟁의 일부로 간주되는 여러 신체활동을 포함함. 스포츠 활동으로는 보통 팀이나 개인별로 수행하는 활동이 포함되며 스포츠 에이전시 같은 기관에 의해 체계적으로 지원됨.

▶ **건강증진 신체활동** 기초활동에 추가하여 건강이득을 생산하는 활동. 예) 활기차게 걷기, 줄넘기, 춤, 테니스, 축구, 역기 들기, 쉬는

시간에 놀이기구 오르기, 요가 등.

▶ **여가시간 신체활동** 일상생활의 필수 활동으로는 필요하지 않으며 개인의 재량으로 수행되는 개별 활동. 이런 활동에는 스포츠 참여, 운동 컨디션조절 또는 훈련, 산책, 춤, 정원관리 같은 레저 활동 등이 포함됨.

▶ **신체활동의 종류(어떤 종류)** 신체활동의 참여 형태는 여러 가지인데 유산소활동, 근력활동, 유연성활동, 평형성활동으로 구분할 수 있음.

▶ **지속시간(얼마나 오래)** 신체활동이나 운동을 실행하는 시간의 길이. 지속시간은 보통 분 단위로 표시함.

▶ **빈도(얼마나 자주)** 운동이나 활동을 실시하는 횟수. 빈도는 일반적으로 주당 활동기간, 사례 및 경기수로 표현함.

▶ **강도(얼마나 강하게)** 강도는 활동을 실행하는 속도 또는 활동이나 운동을 실행하는데 필요한 노력의 정도를 말함.

▶ **분량(얼마나 많이)** 유산소 운동 분량은 강도, 빈도, 지속시간 및 길이의 상호작용으로 결정되므로 이들의 곱이 총 신체활동 분량임.

▶ **중등도 신체활동** 절대적 척도에서, 중등도란 휴식할 때 강도의 3.0~5.9배 강도로 실시되는 활동을 말함. 개인의 능력에 상대적 척도에서, 중등도 신체활동은 보통 0에서 10점으로 표현했을 때 5 또는 6점에 해당함.

▶ **격렬한 신체활동** 절대적 척도 범주에서, 격렬한 강도란 성인은 휴식할 때 강도의 6.0배 이상, 어린이와 청소년은 일반적으로 휴식할 때 강도의 7.0배 이상의 강도로 실시되는 활동을 말함. 개인 능력의 상대적 척도에서 격렬한 신체활동은 보통 0에서 10점으로 표현했을 때 7 또는 8점에 해당함.

▶ **유산소 활동(Aerobic physical activity)** 신체의 대근육이 리드미컬하게 움직이고, 일정 시간 지속되는 활동. 유산소 운동은 지구력 운동이라고도 하며 심폐 건강을 증진시킴. 걷기, 달리기, 수영, 자전거

타기 등이 포함됨.

▶ **균형감각 훈련(Balance training)** 자세 변경을 견디거나 스스로의 움직임, 환경이나 기타 물체에 의해 야기된 비안정화 자극에 견디는 개인의 능력을 향상시키고자 설계된 정적, 동적 운동 등을 일컬음.

▶ **뼈 강화 운동(Bone-strengthening activity)** 주로 골격계를 구성하는 특정 부위의 뼈를 강화하기 위하여 설계된 신체활동. 뼈 강화 운동은 뼈에 영향 또는 장력을 주어 뼈 성장을 돕고 뼈의 강도를 증진시킴. 달리기, 줄넘기, 역기 들기 등이 이에 해당함.

▶ **심폐 체력건강(지구력)** 신체 컨디션의 건강관련 구성성분. 신체활동 중 산소를 공급하는 순환 및 호흡계의 능력. 보통 최대산소섭취량(VO2max)로 측정하거나 추정함.

▶ **유연성** 체력의 건강 및 수행기술관련 요소로 관절이 움직일 수 있는 범위를 지칭하며 특정 인대나 건의 탄력성을 포함한 개념임. 유연성 운동은 관절이 완전한 범위로 움직일 수 있는 능력을 향상시킴.

▶ **누적(Accumulation)** 짧은 시간의 신체활동을 여러 번 수행하여, 각각의 회당 소요시간을 모두 더해 특정 신체활동 분량이나 목표를 충족시키는 개념. 예를 들어, 하루 30분이라는 목표는 하루 종일 10분씩 3회를 수행하여 총합을 의미함.

03 서울시 어르신 신체활동 가이드라인

2013년도 2월에 발행된 『서울시민 신체활동 활성화를 위한 표준프로그램 개발 및 실행전략』에는 어린이와 노인을 중심으로 개발, 제시한 신체활동 가이드라인이 포함되어 있다. 노인 신체활동 가이드라인의 개발 절차와 과정은 아래와 같다.

• 어르신 신체활동 가이드라인 지침은 그동안 국내를 비롯하여 국외에

서 진행되어온 신체활동 연구결과 및 개발 사례, 그리고 국내외 전문가 견해를 종합하여 개발되었다.

- 이를 위하여 어르신 신체활동 관련 국내외 문헌조사, 어르신 신체활동 가이드라인을 개발한 국외 전문가, 신체활동 관련 국내 전문가 회의와 자문을 통해 서울시 어르신들의 문화와 정서에 맞는 신체활동 가이드라인을 제시하였다.
- 이를 근거로 신체활동 지침서의 핵심요소인 빈도(frequency), 강도(intensity), 기간(duration)을 바탕으로 권장 신체활동량을 제시하였다. 더불어 설문지를 통하여 신체활동량 권장량의 타당성을 분석하였다.

국내외 어르신 신체활동 가이드라인 종합

↓

국외 신체활동 가이드라인 개발자 자문

↓

국내 신체활동 및 어르신 관련 전문가 자문

↓

전문가 공청회 및 라운드테이블

↓

어르신 신체활동 가이드라인 제시

서울시 노인 신체활동 가이드라인

- 어르신들은 눕거나 앉아 있는 비신체활동 시간을 최소화하도록 노력해야 합니다. 어르신이 평소 익숙하고 좋아하시는 신체활동을 매일 실시하도록 노력해야 합니다.
- 한번에 10분 이상 지속된 중강도의 유산소 신체활동을 일주일 동안 합계 150분 이상이 되도록 합니다.
- 이미 중강도의 유산소 신체활동을 지속하고 계신 어르신들은 일주일 동안 75분 이상 고강도 유산소 운동을 하거나 동등한 양의 중·고강도 활동을 혼합하여 실시하셔도 됩니다.
- 건강상 보다 많은 혜택을 얻기 위해서는 일주일에 중강도 유산소 신체활동을 300분, 고강도의 신체활동을 150분 이상 실시하도록 합니다. 동등한 양의 중·고강도 활동을 혼합해서 실시하셔도 됩니다.

- 주요 근육을 중심으로 중강도 또는 고강도 근력 강화 운동을 일주일에 2회 이상 실시하도록 합니다.
- 낙상의 위험이 있는 어르신들은 균형감과 협응력을 향상시킬 수 있는 낙상예방 운동을 일주일에 3일 이상 실시해야 합니다.
- 만성 질환이나 건강상의 문제로 신체활동 권장량을 수행하지 못하는 어르신들은 개개인의 신체능력과 건강 상태를 고려하여 좋아하는 신체활동을 하시면 됩니다

용어설명

▶ **중강도 신체활동이란** 평상시보다 호흡이 가쁘고 심박수도 빨라진 상태입니다. 대화가 가능한 상태이며 땀이 조금 나지만 힘은 많이 들지 않아 편안한 상태입니다.

▶ **고강도 신체활동이란** 평상시보다 호흡과 심박수가 훨씬 빨라진 상태입니다. 대화를 할 수 없으며 땀이 나고 힘이 드는 상태입니다

▶ **지구력 운동이란** 대근육의 움직임이 규칙적으로 반복 지속되어 호흡과 맥박이 빨라지는 운동을 말합니다. 유산소성 신체활동과 같은 의

미에서 에너지 소비를 증가시키는 활동입니다. 심장, 폐, 순환계 기능을 향상시키는 활동으로 빠르게 걷기, 달리기, 수영, 등산, 배드민턴, 테니스 등이 여기에 해당됩니다.

▶ **유연성 운동이란** 몸을 구부리거나 뻗는 동작으로 근육을 이완시키며 관절의 움직임을 편하게 움직이는 활동입니다. 가벼운 체조, 스트레칭, 요가 동작이 여기에 해당됩니다.

▶ **근력 운동이란** 무거운 물건을 들어올리거나 밀어낼 수 있는 근육의 힘을 기르는 운동으로, 근육과 뼈를 튼튼하게 하고 자세를 유지하거나 균형을 잡는데 도움이 됩니다. 웨이트 트레이닝, 아령이나 뎀벨 운동 등이 여기에 해당됩니다.

▶ **균형성 운동이란** 정지해 있거나 움직이는 동안 몸의 중심을 잘 제어하는 능력으로, 낙상 예방에도 중요하며 하체의 근력 운동과 한발로 자세를 유지하는 자세 운동이 여기에 포함됩니다.

• 유의사항

(1) 갑작스런 운동은 위험할 수 있습니다

평소에 규칙적인 운동을 하지 않으셨다면 갑작스런 운동은 위험할 수 있습니다. 지병이 있으시더라도 그에 적합한 운동을 하시는 것이 도움이 됩니다.

(2) 몸이 불편하실 때는 운동 전에 반드시 의사와 상의하십시오.

가슴통증 및 심장질환, 고혈압과 당뇨, 기관지염, 천식 등 호흡계 질환, 요통이나 디스크, 기타 질병을 앓고 있거나 운동을 전혀 해 본 적이 없어서 부상이 걱정되는 경우는 반드시 운동 전 의사와 상의하셔야 합니다.

(3) 안전하게 운동을 하셔야 합니다.

날씨가 너무 덥거나 추울 때, 차량 통행이 많은 장소, 식사나 음주 직후에는 운동을 삼가시는 것이 좋습니다. 특히 더울 때는 물을 자주 마시고 준비운동과 정리운동으로 근육통이나 부상을 예방할 수 있도록 합니다.

(4) 준비물도 잘 챙기셔야 합니다.

환경을 고려하여 적절한 옷·운동화·모자·선글라스·자외선 차단제 등을 미리 준비하시는 것이 좋습니다.

04 보건복지부 노인 신체활동 지침서

보건복지부 건강증진과에서 2013년도 10월에 발행한 『한국인을 위한 신체활동 지침서』는 보건복지부 정책과제로 수행한 연구의 결과물이다. 이 책자는 전문가 집단의 자문과 일반인 대상의 이해도 조사의 결과를 반영하여 제작되었다. 이 지침의 대상자는 건강한 한국인이며, 만성질환을 예방하기 위한 최소 수준의 신체활동을 권고하고 있다. 또한 생애주기별로 어린이 및 청소년, 젊은 성인, 65세 이상의 성인(노인)으로 구분하여 신체활동 지침을 제시하고 있다. 지침서 내용은 신체활동 지침 안내 및 활용 방법, 신체활동의 중요성, 신체활동 지침, 부록으로 이루어져 있다.

한국인을 위한 신체활동 지침서—보건복지부의 노인 신체활동 지침

65세 이상의 성인은 걷기를 포함한 중강도 유산소 신체활동을 일주일에 2시간 30분 이상 또는 고강도 유산소 신체활동을 일주일에 1시간 15분 이상 수행합니다. 고강도 신체활동의 1분은 중강도 신체활동 2분과 같기 때문에, 중강도 신체활동과 고강도 신체활동을 섞어서 각 활동에 상당하는 시간만큼 수행하는 것이 가능합니다. 또한, 적어도 10분 이상을 지속해야 하며 여러 날에 나누어 하는 것이 좋습니다.

▶ 자각 강도

신체활동 또는 운동을 수행하는 노력 정도에 따라 겪는 심리적 또는 신체적인 부담을 의미하며 휴식할 때의 자각 강도는 1, 본인이 수행할 수 있는 최대 능력 또는 감당할 수 있는 가장 높은 강도는 10을 의미합니다. 1~10 사이의 자각 강도는 균등한 비율로 생각할 수 있으며, 중강도는 호흡이 약간 가쁜 상태로 5~6 사이의 자각 강도이며 고강도는 호흡이 많이 가쁜 상태로 7~8 사이의 자각 강도입니다.

▶ 활동 예시

자각 강도로 구분한 중강도, 고강도 신체활동에 해당하는 신체활동의 예를 든 것입니다.

근력 운동은 일주일에 2일 이상 신체 각 부위를 모두 포함하여 수행하고, 한 세트에 8~12회 반복합니다. 근력 운동을 한 신체 부위는 하루 이상 휴식을 취한 후 다시 하는 것이 좋습니다. 해당 운동이 수월하게 느껴진다면 무게를 더하거나 세트 수를 2~3회까지 늘리도록 합니다.

근력 운동의 예로는 윗몸 일으키기, 팔굽혀 펴기, 계단 오르기 등의 체중 부하 운동, 덤벨이나 탄력밴드 등을 사용하는 기구 운동이 있습니다.

평형 감각 향상과 낙상 예방을 위해서 체력 수준에 맞게 일주일에 3일 이상 평형성 운동을 하도록 합니다. 평형성 운동의 예로는 태극권, 옆으로 걷기, 뒤꿈치로 걷기, 발끝으로 걷기, 앉았다 일어나기 등이 있습니다. 평형성 운동은 가구 같은 고정된 지지물을 잡고 하는 운동 방식에서 지지물 없이 하는 운동방식으로 난이도를 높여갈 수 있습니다.

▶ 신체활동을 수행할 때의 주의 사항

❶ 나에게 알맞는 신체활동을 하자
- 각자의 체력이나 건강 목표에 맞추어 신체활동을 선택합니다.
- 적절한 수준의 활동 강도와 양을 지킵니다.
- 지나치게 신체활동을 하면 부상과 같은 부작용의 위험이 커집니다.

❷ 조금씩 증가시키자
- 운동을 처음 시작하거나 운동 경험이 많지 않은 사람은 낮은 운동 강도로 시작하고, 운동 시간은 짧게 매일 합니다.
- 신체활동량을 늘릴 때에는 여러 주에 걸쳐 조금씩 증가시킵니다.

❸ 준비운동과 정리운동을 하자
- 준비운동과 정리운동은 운동 전후에 실행하며, 낮은 강도로 수행합니다.

- 준비운동은 점진적으로 심박수를 높이고 혈액순환을 원활하게 합니다. 또한, 관절의 가동 범위를 넓혀 효율적으로 운동할 수 있도록 돕고, 운동할 때 부상을 방지하며 수행력을 향상시킵니다.
- 정리운동은 본 운동에서 높아졌던 심박수, 혈압, 호흡 등을 안정상태로 회복시켜줌으로써 신체에 쌓일 수 있는 노폐물 제거를 돕고, 근육통을 예방합니다.

❹ 올바른 방법으로 근력 운동을 하자

- 신체의 주요 부위를 골고루 자극할 수 있는 프로그램을 구성합니다.
- 근력 운동을 실시한 신체 부위는 하루 정도 휴식을 취합니다.
- 한 동작을 8~12회 실시하며, 익숙해지면 무게를 늘리거나 세트를 추가합니다.
- 정확한 동작과 적절한 호흡을 유지하고 운동전문가의 지도를 받는 것이 좋습니다.

❺ 노인들은 낙상에 주의하자

- 신체활동은 한 번에 길게 하기보다는 짧게 자주 실시합니다.
- 낙상 예방을 위해 평형성 운동을 수행합니다.

❻ 안전하게 운동하자

- 안전한 환경에서 알맞은 운동 장비와 보호 장구를 사용합니다.
- 운동 파트너와 함께 합니다.
- 만성질환이 있는 경우에는 전문가와 상담한 후에 실시합니다.

▶ 주요 용어의 정의

- **신체활동**(Physical Activity)

  골격근의 수축으로 일어나는 신체의 모든 움직임을 의미합니다.

- **운동**(Exercise)

  체력 개선 또는 유지 등 한 가지 이상의 목적으로 계획적, 구조적, 반복적으로 하는 신체활동의 한 종류로 '운동'과 '운동 트레이닝'은 자주 상호 교환적으로 사용되며, 일반적으로 체력, 수행력, 건강 등의 개선 및 유지를 위한 목적으로 여가시간에 수행하는 신체활동을 의미합니다.

- **지속시간**(Duration)

  신체활동이나 운동을 수행하는 시간의 길이입니다.

- 빈도(Frequency)

  운동이나 활동을 수행하는 횟수로서 일반적으로 일주일의 활동 시간, 사례 및 경기 수로 표현합니다.

- 강도(Intensity)

  강도는 활동이나 운동을 하기 위해 필요한 일의 양이나 노력의 정도를 의미합니다.

- 중강도 신체활동(Moderate Intensity Physical Activity)

  중강도 신체활동이란 쉴 때의 강도보다 3.0~5.9배 높게 수행하는 활동을 말합니다. 중강도 신체활동은 강도를 1~10으로 설정한 때 일반적으로 5~6 정도에 해당합니다.

- 고강도 신체활동(Vigorous Intensity Physical Activity)

  고강도 신체활동이란 성인은 쉴 때의 강도보다 6.0배 이상, 어린이와 청소년은 일반적으로 쉴 때의 강도보다 7.0배 이상 높은 강도로 수행하는 활동을 말합니다. 고강도 신체활동은 강도를 1~10으로 설정한 때 일반적으로 7~8 정도에 해당합니다.

- 유산소 신체활동(Vigorous Intensity Physical Activity)

  신체의 대근육이 일정 시간 동안 규칙적으로 반복되는 형태의 움직입니다. 유산소 신체활동은 지구력 활동이라고도 하며 심폐지구력이 강화됩니다.

- 평형성 운동(Balance Exercise)

  스스로 움직이거나, 환경 또는 다른 물체에 의해 흔들리는 자세를 바르게 유지하는 것과 같이 불안정한 자극을 견디어 내는 개인의 능력이 향상되도록 고안된 정적, 동적 운동입니다.

- 근력 운동(Strength Exercise)

  골격근의 근력, 지구력, 순발력 등을 키우고 근육량을 늘리는 운동입니다.

이 밖에 65세 이상을 위한 신체활동 가이드라인을 발표한 영국과 캐나다의 신체활동 가이드라인은 다음과 같으며 모두 매일 일상에서의 활동적인 생활을 강조하고 있다.

• 영국

2011년 9월 영국 보건국에서는 영국민을 위한 새로운 신체활동 가이드라인을 발표하였다. 유아, 어린이와 청년, 성인, 노인에게 적합한 각각의 가이드라인이 제시되었으며, 이는 비활동적인 생활로 야기될 수 있는 건강악화의 위험을 줄일 수 있는 방법으로 정책입안자, 건강 및 의료계 종사자와 국민 개개인이 이해하길 권고하고 있다. 65세 이상 노인을 위한 신체활동 가이드라인은 다음과 같다.

표 6 영국 노인 신체활동 가이드라인

영국 보건성
❶ 신체활동의 양을 떠나 신체활동에 참여하는 노인은 건강한 신체적, 심리적인 기능을 유지할 수 있는 어느 정도의 건강 혜택을 볼 수 있다. 어떠한 신체활동이든지 비활동적인 것보다는 나으며 높은 수준의 신체활동이 보다 많은 건강의 혜택을 누릴 수 있다.
❷ 노인들은 매일 매일 활동적인 생활을 목표로 설정해야 한다. 일주일간의 활동들이 중강도로 10분 이상 지속된 활동들을 모두 합하여 최소 150분(2시간 30분) 이루어져야 하며 이를 위해서 일주일에 최소 5일 동안 30분 정도 행하는 방법이 있다.
❸ 이미 중강도의 신체활동을 하는 노인들은 일주일 동안 고강도의 신체활동을 75분 동안 실시하거나 중강도와 고강도를 혼합하여도 신체활동을 실시하면 건강상의 혜택을 얻을 수 있다.
❹ 노인들은 일주일에 최소 2회 정도 근력을 향상시킬 수 있는 신체활동을 행하여야 한다.
❺ 낙상 위험이 있는 노인들은 최소 일주일에 2회 정도 균형감과 협응력을 향상시킬 수 있는 신체활동을 실시하여야 한다.

❻ 장시간 앉아서 활동하는 시간을 최소화해야 한다.

- 중강도의 신체활동이란 노인의 호흡이 가빠지고 심장박동수가 빨라지며 몸이 따뜻해질 정도이며 서로 대화를 나눌 수 있을 상태를 가리킴

  예시활동
  - 빠르게 걷기
  - 볼룸댄스

- 고강도의 신체활동이란 노인의 호흡과 심장박동수가 더욱 가빠지고 몸이 뜨거워질 정도이며 서로 대화를 나누기 어려운 상태임

  예시활동
  - 계단 오르기
  - 달리기

- 근력 강화 신체활동으로는 신체무게 및 도구를 사용할 수 있으며 이는 신체의 주요 근육 부위를 모두 사용하여야 함

  예시활동
  - 무거운 장바구니를 들고 나르거나 움직이기
  - 댄스에서 점핑이나, 스텝핑, 의자운동

- 균형감과 협응력을 증가시킬 수 있는 신체활동으로는 요가, 태극권 등이 있음

출처: England Department of Health-UK Physicai Activity Guidelines

• 캐나다

2011년 1월 캐나다 운동생리학회에서는 캐나다의 보건복지부 후원으로 어린이, 청소년, 성인, 노인을 대상으로 새로운 신체활동 가이드라인을 발표하였다. 캐나다 신체활동 가이드라인은 일반인뿐 아니라 다발성 경화증(Multiple Sclerosis), 척수외상(Spinal Cord Injury), 파킨슨병(Parkinson's disease)을 앓고 있는 성인을 위한 신체활동 가이드라인도 함께 제시하고 있다.

65세 이상 노인을 위한 신체활동 가이드라인은 다음과 같다.

표7 캐나다 노인 신체활동 가이드라인

캐나다 신체활동 가이드라인
❶ 건강에 유익한 성과를 얻고 기능적 생활 능력 향상을 위해서 65세 이상의 노인들은 일주일에 중·고강도 신체활동을 총 150분 이상 하여야 한다. 그리고 운동 1회당 최소 10분 이상 지속하여야 함.
❷ 더불어 최소한 주 2회 큰 근육을 주로 사용하는 근육운동, 뼈 강화운동 시행 시 더 유익함.
❸ 기동성이 부족한 어르신들은 균형감각을 향상시키고 낙상 예방에 도움이 되는 신체활동을 해야 함.
❹ 매일 더 많은 신체활동을 할 때 건강에 더 큰 유익한 성과를 얻을 수 있음.

▶ 운동강도
- 중강도 신체활동은 약간의 땀을 흘리게 되고 호흡이 조금 가빠지는 상태
  예시활동
  - 빠르게 걷기
  - 자전거 타기
- 고강도 신체활동은 땀을 더 많이 흘리고 숨이 찬 활동상태
  예시활동
  - 수영
  - 크로스컨트리 스키

- 일주일 최소 150분 신체활동의 효과
  - 만성 질환(고혈압, 심장 질환 등)과 조기 사망의 감소
  - 독립적 생활능력 유지
  - 기동성 유지
  - 체력 향상
  - 체중 조절 및 향상
  - 골격계 건강 유지
  - 정신건강 유지 및 기분 향상
- 시간과 장소를 정하고, 계획을 세워 더 많이 움직일 수 있는 방법
  - 지역 보건소, 주민센터, 문화센터 활동, 각종 동아리 참여
  - 점심 식사 후 동네 주변 산책, 빠르게 걷기
  - 오후 댄스 수업 등에 참여
  - 좋아하는 스포츠 활동 참여
  - 자선모금을 위한 걷기 또는 달리기 대회 참여
  - 가족, 친구, 동호인 등과 함께 운동
  - 주말을 이용한 산보, 하이킹, 여행
  - 저녁 식사 후 애완견과 함께 산책

출처 : Canada's Physical Activity Guide to Health Active Living, and
the Canadian Society for Exercise Physiology(CSEP)

신체활동에 대한 연구가 다양하게 이루어지면서 적당량의 규칙적인 신체활동 참여만으로도 건강상 유익하다는 성과가 축적되었다. 이같은 성과를 바탕으로 신체활동 지침에서는 운동이나 스포츠가 아닌 '골격근의 에너지 소모를 초래하는 신체의 모든 움직임'을 지칭하는 '신체활동(physical activity)'의 개념이 사용되고 있다. 또한 지침에서는 유산소성, 근력, 평형성 등에 근거하여 비신체활동 생활 습관을 극복하도록 강조하고 있다.

신체활동 지침과 더불어 최근 들어 신체활동에 규칙적으로 참여하거나 시작하려는 노인들에게 어떠한 행동적 요소들이 작용하는지에 대한 연구가 많아지고 있다. 미국스포츠의학회(ACSM)에서도 1998년부터 지속적으로 노인신체활동 지침을 발표하고 있는데 2005년 발표한 「노인을 위한 신체활동 프로그램과 행동 조언」은 노인을 위한 운동이나 신체활동 프로그램에 행동변화의 기존 원칙을 포함하는 방법에 관한 권장사항을 담고 있다.

미국스포츠의학회는 포괄적인 행동 관리 전략을 신체활동 행동에 적용하였을 때 운동이나 신체활동의 진행에 대한 동기를 증가하고, 중도 포기를 최소화할 수 있다고 보고하고 있다. 또한 사회적 지지/지원, 자신감, 능동적 선택, 건강 계약서, 안전에 대한 인식, 정기적인 피드백, 긍정적 강화라는 요인들은 새로운 신체활동을 시작하거나 신체활동에 관한 행동들을 유지하는데 필수적이라고 본다. 각각의 요인들을 살펴보면 아래와 같다.

▶ **사회적 지지/지원** 가족과 친구들로부터 받는 사회적 지지 및 지원은 장기간 신체활동을 유지하는 행동과 관련이 깊다. 예를 들어 친구와 프로그램 참여를 함께 하는 일이나 프로그램 내에서 친구 관계를 구축하는 일이 이에 해당된다. 건강과 관련된 전문가로부터 전화 상담을 받는 등의 지지도 있을 수 있다.

▶ **자신감** 많은 노인들에게 노화는 인식 제어의 손실과 관련이 깊다. 많은 연구 결과에 따르면 어떠한 행동이 성공했을 때 자신감을 갖게 되고, 신체활동에 대한 기회가 다양하게 부여될 때 신체활동 참여를 시작하거나 유지할 가능성이 높다고 한다. 건강 계약서, 연습이나 숙달 경험, 능동적인 선택의 기회들이 자신감을 높이는 계기가 된다.

▶ **능동적 선택** 포괄적인 행동 전략의 일환으로 참여자의 흥미와 관심을 바탕으로 한 신체활동 프로그램은 노인들의 동기 유발을 일으켜 성공적으로 프로그램을 시작하거나 프로그램 참여를 유지한다. 그러므로 노인체육지도자는 참여자를 가까이서 지켜보면서 참여자의 기호와 신체적 능력을 잘 반영한 프로그램을 디자인하는 것이 중요하다. 연구 결과들에 따르면 그룹 형태의 프로그램인지 개인으로 참여하는 프로그램인지 또는 신체활동 참여 장소에 따른 선택 등 프로그램에 대한 선택이 주어졌을 때 노인의 프로그램 참여율이 높은 것으로 나타나고 있다.

▶ **건강 계약서** 건강 계약서는 건강에 관한 목표를 달성하기 위해 프로그램 참여자와 건강 전문가 사이에 협상된 서면 동의서이다. 계약서에는 현실적인 목표 설정과 측정 가능하고 구체적인 시간 계획이 포함되고 건강에 관한 목표를 달성하기 위한 행동의 절차가 포함되어야 한다. 자기 모니터링과 함께 신체활동을 기록할 수 있는 건강 달력의 사용은 신체활동 모니터링이 가능하고 일상적인 신체활동 참여를 높이는 수단이 된다.

▶ **안전에 대한 인식** 노인들에게 있어 안전에 대한 근심이 규칙적인 신체활동 참여의 방해요소가 되는 것으로 밝혀졌다. 신체활동 프로그램에서 참여 노인들에게 신체활동의 참여로 인해 발생될 수 있는 위험에 대한 사전 인지교육을 통하여 안전에 대한 부적절한 우려를 완화하고 참여자 스스로 자신의 운동 강도 수준을 모니터링하는 방법을 이해하도록 한다.

▶**정기적인 피드백** 규칙적이고 정확한 신체활동 수행에 대한 피드백은 참여자 자신의 진행 수준에 맞는 현실적인 기대를 갖도록 하는 데 도움이 된다. 수행 피드백은 각 개인에게 긍정적이고 의미가 있어야 한다. 신체활동 수행에서 의미 있고 긍정적인 변화의 관찰과 기대한 결과를 성취하는 것은 노인 참여자들의 지속적인 신체활동 프로그램 참여와 관련이 있다.

▶**긍정적 강화** 긍정적 강화는 활동의 유지 가능성을 높이는데 도입하는 절차이다. 설정한 목표를 달성할 경우의 보상, 출석과 지속적인 프로그램 참여에 대한 포상 등이 신체활동 프로그램 시 효과적인 강화 전략의 예에 해당한다. 강화의 효과를 최대화하려면, 개인적으로 목표에 대한 가치가 주어져야 한다.

남녀노소를 불문하고 인생의 전반에 걸쳐 규칙적인 신체활동에 참여하면서 얻어지는 효과는 모두에게 적용되며 노인층이라고 예외가 아니다. 장기간의 신체활동은 만성질환의 예방뿐 아니라 노화로 인한 생리적 또는 여러 기능적 측면의 급격한 저하를 늦출 수 있다.

Section

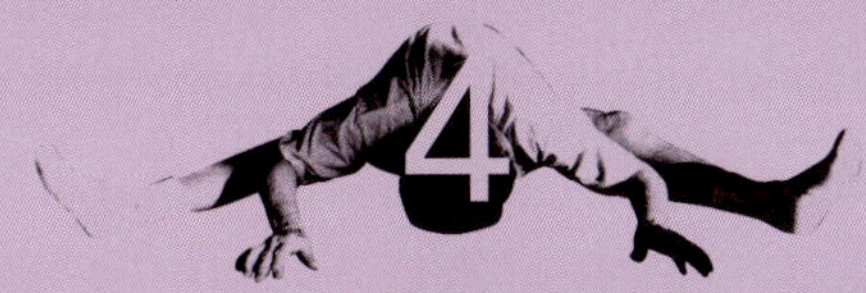

4

노화성 만성질환과 신체활동

노화성 만성질환과 신체활동

노화가 진행되면서 발생 가능한 만성적 질환이 여러 가지 있다. 보건복지부에서 발표한 「2011년도 노인실태조사」 결과에 따르면 우리나라 노인 10명 중 9명은 만성질환을 갖고 있으며, 그 중 고혈압 비중이 절반 이상을 차지한 것으로 나타났다. 실태조사 결과, 노인의 88.5%가 만성질환을 앓고 있고, 1인당 만성질환 수는 평균 2.5개로 확인됐다. 노인이 3개월 이상 앓고 있다고 보고한 만성질환 중 고혈압이 54.8%로 가장 높은 유병률을 보였고, 다음으로 관절염 및 류머티즘 관절염(40.4%), 당뇨병(20.5%), 요통 및 좌골신경통(19.9%), 골다공증(17.4%), 고지혈증(13.9%) 등의 순이었다.

연구에 따르면 만성적 질환인 관절염이나 당뇨병은 규칙적인 신체활동을 통해 신체적 기능이 향상될 수 있다고 밝혀져 있다. 심장질환이나 골다공증을 포함하여 많은 다른 만성적 질환도 신체활동을 통해 예방되거나 건강이 향상되는 것으로 보고되고 있다.

다음의 표에서 보는 바와 같이 건강과 관련된 상태에 따라 신체활동을 통해 얻을 수 있는 유익함이 적지 않다. 신체활동은 사망률과도 관련성이 있다. 정기적인 중강도 및 고강도의 신체활동 참여는 연령에 상관없이 낮은 사망률과 연관이 있으며 중강도의 정기적인 신체활동 참여자는 비활동적인 사람들보다 낮은 사망률을 보인다.

건강문제	신체활동을 통해 얻어지는 이익들
고혈압(Hypertension)	사망 위험 감소, 혈압의 저하, 중성지방 및 총콜레스테롤 저하, 체중감소, 당대사의 활성화 및 정신적 건강
당뇨병(Diabetes)	에너지 수준 향상, 혈당 감소, 근육의 인슐린 감수성 증가, 근육의 당 이용률 증가
골관절염(Osteoarthritis)	관절 가동범위의 유지 및 향상, 일상생활 수행능력 회복 및 향상, 통증 및 관절 경직의 완화, 관절 기능의 퇴화 방지
요통(Low-back pain)	올바른 자세 유지, 근력 및 근지구력의 강화, 통증의 감소, 유연성 유지 및 회복, 일반적인 신체적응도의 증진
골다공증(Osteoporosis)	골밀도 감소 예방, 낙상 예방
비만(Obesity)	체지방의 감소, 근육량 유지 및 증가, 심폐 기능 및 체내 대사 개선, 심리적 안정
치매(Dementia)	인지력 저하 예방, 기억능력 향상, 합병증 감소, 치매관련 행동인 방황, 욕설, 공격적인 행동의 감소, 삶의 질 향상

   사회적으로 노인인구가 증가하고 수명이 늘어나고 있다. 노화로 인한 만성질환을 경험하고 있는 노인들을 위해 노인체육지도자들은 노인들에게 영향을 미치는 주요 만성질환을 파악하고 그에 따른 안전하고 효과적인 신체활동 프로그램을 개발하고 보급하여야 할 것이다.

 이 장에서는 노인들이 가장 많이 경험하고 있는 만성질환을 살펴보고 각 만성질환에 알맞은 신체활동 프로그램 개발하는 데 필요한 가이드라인을 제시하고자 한다.

01 고혈압(Hypertension)

정기적인 신체활동이나 심폐지구력 운동은 심혈관 질환 사망률과 특히 관상동맥 심장질환 사망률의 위험을 감소시킨다. 정기적인 신체활동을 통해 관상동맥질환의 위험이 감소하는 수준은 금연을 하는 생활양식의 요소들과 비슷한 것으로 보고되어 있다. 정기적인 신체활동은 고혈압 발병을 방지하거나 지연하고 고혈압인 노인들의 혈압을 낮추어준다.

- 고혈압은 혈액을 내보내는 지점의 압력이 높아 혈압이 높은 상태가 지속되는 상태이다. 다시 말하면 수축기와 이완기의 압력이 상승된 소동맥의 비정상적인 상태를 말한다
- 고혈압의 정도가 심하지 않으면 어떠한 증상도 나타나지 않지만 아주 심한 경우 두통, 피로, 어지럼증과 가슴 두근거림 등의 증상을 호소할 수 있다.
- Seventh Report of the Joint Naitonal Committee on Detection, Evaluation, and Treatment of High Blood Pressure에 따르면 고혈압의 기준은 수축기 혈압 140mmHg 이상이거나 확장기 혈압 90mmHg이 이상 경우로 정의된다.(National Institutes of Health, 2003)
- 노인들에게 흔히 나타나는 수축기성 고혈압(Isolated systolic hypertension, 160mmHg 이상/90mmHg 이하)은 이완기 혈압이 정상범위에 있으면서 수축기 혈압만 올라가 있는 경우를 가리킨다. 여러 연구 결과에 따르면 일반적으로 이완기 혈압보다는 수축기 혈압이 심혈관계질환을 예측할 수 있는 요인으로 밝혀지고 있다. 수축기성 고혈압이 있는 노인은 심부전증이나 뇌졸중으로 사망에 이를 수 있는 확률이 높다.

표8 성인의 혈압 분류

혈압분류	수축기(mmHg)	이완기(mmHg)
정상	120mmHg 미만	80mmHg 미만
고혈압	140mmHg 이상	90mmHg 이상
수축기성 고혈압	160mmHg 이상	90mmHg 이하

▶ 신체활동 가이드라인

- 미국스포츠의학회(American College of Sport Medicine : ACSM, 2010)에서는 고혈압 환자를 위한 운동프로그램을 구성하기 전 운동에 관한 사전검사를 권장하고 있다. 고혈압이 있는 노인들은 나이, 다른 만성질환의 여부, 약의 복용 등 고려해야 할 상황이 많으므로 의사와 상의 후 운동의 종류, 강도, 운동량 등을 결정하는 것이 바람직하다.

- 고위험의 고혈압 상태 노인들을 제외하고는 대부분의 고혈압 노인들은 의사나 노인체육 전문지도자의 지도 아래 유산소성 운동과 근력운동을 통해 건강의 효과를 볼 수 있다.

- 준비운동과 정리운동은 필수적으로 수행해야 하며 준비운동 시 천천히 아주 편한 상태에서부터 점차 강도를 높여 나간다. 특히 심장 관련 증상은 운동 후 일어나는 경우가 많기 때문에 천천히 강도를 줄여나가는 정리운동을 실시해야 한다.

- 저항성 운동은 고혈압 등 심장질환을 가진 노인들에게 아주 중요하다. 최근 연구에 의하면 저항성 운동이 혈압을 올리거나 운동 중 심장마비 가능성을 더 높이지는 않는 것으로 밝혀졌다. 규칙적인 운동은 일상생활 능력과 기능을 향상시키는데 효과적인 것으로 보고되고 있다.

- 저항성 운동을 시행할 경우 혈압이 너무 올라가지 않도록 호흡을 멈추지 않고 자연스럽게 하며 낮은 저항으로 동작 횟수를 여러 번 반

복하도록 하는 것이 바람직하다.

- 갑자기 혈압을 상승시킬 수 있는 등척성(Isometric : 근육이나 관절의 움 직임 없이 근육을 자극시키는 운동 방법) 운동은 피하는 것이 바람직하 다. 고혈압에 비만인 노인은 체중감소를 위해 노력하도록 독려한다.
- 휴식시 혈압이 180/110mmHg 이상이라면 처음부터 운동을 권유하 지 않고 우선적으로 항고혈압 약제를 복용하여 혈압을 떨어뜨린 후 운동을 하도록 권유해야 한다.
- 운동프로그램 시작 전이나 중간에 가슴이 답답하거나 숨이 심하게 가쁜 경우, 어지러움이나 다리의 통증을 있거나 그에 상응하는 증후 가 관찰된 경우에는 운동을 즉시 멈춰야 한다. 또한 운동 후 이와 같 은 증상이 관찰되면 반드시 의사와 상의하도록 한다.

02 인슐린 비 의존 당뇨병(Non-Insulin-Dependent Diabetes Mellitus)

노인 인구의 급격한 증가와 함께 당뇨도 연령이 증가할수록 발생률이 크게 높아지는 추세를 보이는 질병 중의 하나이다.

국민건강통계(2010)에 따르면 당뇨 발병률은 남성의 경우 60세에서 69 세의 노인의 16%, 70세 이상은 24.5%를 나타냈다. 여성의 경우 당뇨 발 병률은 60세에서 69세의 노인의 19.1%, 70세 이상은 22.7%을 보이는 것 으로 나타났다.

- 당뇨병은 췌장의 베타(Beta)세포가 인슐린에 대한 민감성이 감소하면 서 발생되는 인슐린 분비 혹은 작용의 이상상태를 의미한다. 당뇨병은 탄수화물, 지방, 단백질 대사의 이상을 초래하는 대사질환이다. 당뇨병 초기에는 증상이 나타나지 않는 경우도 있다. 그러나 당뇨병이 있는 노

인들은 여러가지 건강상의 문제와 질병들 즉 신장, 망막, 신경계통의 미세혈관 합병증과 중풍, 협심증, 심근경색증 및 말초 혈관질환 등의 대혈관 합병증을 일으키며 죽음에 이르기도 한다.

- 당뇨병에는 제1형 당뇨병 또는 인슐린 의존 당뇨병(Insulin-dependent diabetes mellitus)과, 인슐린 비 의존 당뇨병(Non-insulin-dependent diabetes mellitus)으로 구분된다. 당뇨병의 90%의 환자가 제2형 당뇨병을 앓고 있다.

- 당뇨 진단은 정맥혈의 혈장 포도당 농도를 기준으로 이루어진다. 서로 다른 날 2번 검사하여 공복시 혈장 포도당 농도가 둘다 126mg/dL이상이면 당뇨로 판정한다. 일반적으로 정상 혈장 포도당 농도는 보통 100 mg/dL미만(110mg/dL을 기준으로 삼기도 함)이며 100~125mg/dL 사이를 경계형 당뇨병이라고 한다.

- 제2형 당뇨병의 정확한 원인은 아직도 알려지지 않았지만 당뇨병의 증상은 다양하며 때로는 전혀 증상이 없는 경우도 있다. 그렇기 때문에 아래와 같은 경우 당뇨병에 대한 검사를 해 보는 것이 좋다.
  ① 40세 이상으로 비만한 사람
  ② 가까운 가족이나 친척 중에 당뇨병이 있는 경우
  ③ 자각증상으로 심한 갈증, 다음, 다뇨, 다식, 피로감, 체중감소, 갑자기 흐려진 시야, 피부 가려움증, 빈번한 질염과 방광염 등의 증상이 있는 사람
  ④ 당뇨병이 합병되기 쉬운 질환(고혈압, 췌장염, 내분비 질환, 담석증, 등)이 있는 사람

▶ 신체활동 가이드라인

국제당뇨병연맹(International Diabetes Federation)에 따르면 80%에 달하는 제2형 당뇨병은 건강한 식생활과 정기적인 신체활동만으로도 예방이 가능하고 발병의 위험을 낮추는 것으로 보고하고 있다.

- 유산소성 운동, 특히 빠르게 걷기 같은 1회의 운동프로그램으로, 혈당 농도의 유지 시간이 24~72시간이므로, 운동효과를 보기 위해서는 최소 일주일에 3회 이상 실시하되 일주일에 5회 이상으로 점차 횟수를 늘려나간다. 근력운동의 경우 일주일에 최소 2회 이상 24시간 이상 간격을 두고 실시한다.
- 혈당 조절을 위해 중강도에서 고강도의 유산소성 운동을 실시하는 것이 바람직하며 일주일에 150분 이상 지속하도록 한다. 빠르게 걷기, 요가, 자전거 타기, 수영 등 대근육을 움직이는 운동 등을 장려하며 개개인의 취향과 선호도에 따라 유산소성 운동, 근력운동, 유연성 운동 등 일상생활에서 쉽게 할 수 있는 프로그램들로 구성하는 것이 중요하다.
- 당뇨병이 있는 노인들의 안전한 운동프로그램 수행을 위해서 빠르고 쉽게 탄수화물을 섭취할 수 있는 간식들(과일이나 과일쥬스 등)을 준비하다. 프로그램 진행기간뿐 아니라 전후로도 충분한 수분을 섭취할 수 있도록 한다. 또한 최상의 발상태 유지를 위해 알맞은 양말과 신발을 착용하도록 하고 운동 전후에 발의 상태를 점검한다.
- 피로, 어지럼증, 발의 물집이나 통증을 호소하거나 혈당이 70mg/dL 이하이거나 300mg/dL 이상일 때, 시야가 흐려짐을 호소하거나 판단되었을 때는 운동프로그램을 즉시 중단한다.

03 골관절염(Osteoarthritis)

- 골관절염은 흔히 퇴행성 관절 질환이라고도 하며 관절의 비정상적인 상태를 가리킨다. 다양한 원인으로 인하여 뼈의 관절면을 감싸고 있는 관절 연골이 마모되어 연골 밑의 뼈가 노출되고, 관절 주변의 활액막에 염증이 생겨 통증과 변형이 생기는 질환이다.
- 퇴행성 관절염은 일반적으로 서서히 나타나기 시작하며, 슬관절, 고관절, 척추관절 등 체중 부하 관절 및 수지관절과 같이 사용이 빈번한 신체 부위에 발생한다.

▶ 신체활동 가이드라인

- 체력과 기능의 저하는 골관절염 상태를 더 악화시키기 때문에 증상의 정도와 상관없이 골관절염을 앓고 있는 노인들에게는 신체활동 프로그램은 매우 중요하다. 이 질병과 관련된 통증 및 신체적 기능 저하는 유산소성운동, 근력, 유연성운동으로 호전될 수 있다.
- 관절 주변의 근육과 인대, 힘줄의 긴장으로 극심한 통증을 호소하는 이 질환의 뻣뻣함을 감소시키고 기능상태의 호전을 위해 운동프로그램 중 유연성운동에 비중을 두어야 한다.
- 유연성 운동 시 노인들에게 통증(pain)과 고통(soreness)을 구별할 수 있도록 지도한다. 비활동적인 생활을 하던 노인의 경우 유연성 운동 시 경험하게 되는 고통(soreness)은 근육통과 흡사하며 시작 후 2주 정도 지나면 호전되는 경향이 있는 반면, 통증(pain)은 관절의 고통을 호소하며 운동을 심하게 했을 경우 나타나는 증상이다. 통증은 2주 이상 지속될 수 있으며 관절의 또다른 손상을 가져올 수 있다.
- 개인마다 관절 가동범위가 다르다는 점을 감안하여 스트레칭 동작 수행시 6~8초 가량을 기본으로 시간을 늘려나간다. 또한 각각의 동

작을 정확하게 수행하는데 중점을 두며 스트레칭 시 동작들이 바운스(bounce)되지 않도록 주의한다.

• 관절이 심하게 손상된 경우, 등척성운동 위주로 실시한다. 일상생활에서 쉽게 할 수 있는 벽밀기, 양손 잡고 당기거나 밀기, 다리 굽혀 서 있기 등의 동작들이 있다. 등척성운동은 노인의 근력 정도에 따라 중량을 이용하거나 이용하지 않는 동작들로 구성할 수 있다.

• 저항 운동 시
  ※ 가능한 운동 강도는 횟수로 조절하고 통증이 없는 범위 내에서 실시한다.
  ※ 매 세트 사이에 운동부위의 개별 스트레치를 실시하며 각 근육 그룹별 2~3회 정도 실시하도록 한다.
  ※ 각 동작마다 반드시 정확한 자세를 익힌 후 실시한다.

• 통증을 호소하지 않는 골관절염을 앓는 노인인 경우, 걷기는 관절가동범위 및 근기능을 개선하는 데도 유용할 뿐만 아니라 매우 중요한 운동이다. 걷기는 자립보행이 가능하도록 하여 일상생활 활동능력을 키워준다.

• 통증을 유발하지 않는 범위 내에서 시행할 수 있는 가장 효과적인 유산소성 운동으로는 수영 등의 수중운동을 권장할 만하다. 수중운동 중 수중걷기는 이상적인 전신운동으로 하중의 부담을 줄이고 저항운동의 효과도 있다.

• 운동의 강도는 각각 노인의 통증이 없는 상태 수준으로 유지하는 것이 바람직하다. 운동 강도보다는 운동횟수 및 운동시간에 중점을 둔다. 예를 들어, 한시간 가량의 운동프로그램에 참여할 것을 권장하지만 만약 동작 사이 사이에 필요에 따라서는 휴식을 취하여 운동을 30분 가량 실시하였더라도 휴식과 운동시간을 합하여 60분 가량 실

시하여도 운동 효과를 기대할 수 있다.

- 골관절염의 모든 운동프로그램은 획일적으로 정할 수 없다. 개인별로 기분 좋을 만큼의 피로와 동통이 완화된 느낌을 가질 정도로만 실시하여야 한다. 낮은 체력 수준, 약물복용으로 인한 부작용, 통증으로 인한 수면 부족 등의 원인으로 운동프로그램 참여 시 쉽게 피로해질 수도 있으니 프로그램 중 극심한 피로를 유발하는 원인을 제공하지 않아야 한다.

04 요통(Low-back pain)

- 요통은 척추뼈, 디스크(추간판), 관절, 인대, 신경, 혈관 등의 기능이상에서 발생하는 통증을 의미한다.
- 요통은 모든 연령대에서 발생될 수 있는 질환이다. 인구의 70~80% 이상이 한 번 이상의 허리의 통증을 경험하는 실정이다. 관절염을 가진 노인의 경우 요통은 만성적인 문제로 발전하게 되는 경우가 많다.
- 요통은 급성과 만성으로 나뉘어진다. 급성의 경우 증상의 발현 정도가 3개월 이하이며 주로 좌골신경통이나 다리통증을 동반한다. 급성 요통은 3일에서 6주 안에 휴식과 소염제(Anti-inflammatory)의 처치로 증상이 사라질 수 있다. 통증이 3개월 이상 지속되는 만성요통의 경우 치료과정에 운동요법이 매우 중요하다.

▶ 신체활동 가이드라인

- 근육이 수축하고 이완하면 새로운 혈액이 조직 속으로 공급되면서 염증을 완화된다. 조직 내 염증이 완화되면 통증이 줄어들고 근육이 충분히 늘어나게 되어 허리의 운동범위를 확장시켜준다. 따라서 급성 요통의 치료로써 능동적 운동요법(요통체조, 활동량의 증가)은 근

육에 온열을 공급하여 치료효과를 높여주므로 가급적 증상 초기부터 시작하는 것이 좋다.

- 운동은 근육을 부드럽게 신장시키고 이완시켜 줌으로써 고여 있던 조직액이 모두 배출되어 동통이 경감되고 기능이 회복되어 움직임을 자유롭게 해 준다.

- 요통환자에게 규칙적인 운동은 인대, 뼈, 건, 그리고 근육을 강화시키고 척추 디스크를 포함한 여러 관절의 연골에 충분한 영양을 공급해 줌으로써 운동신경의 조절과 조정력을 높여줄 뿐만 아니라 골격근의 기능과 심폐지구력을 향상시켜준다. 또한 규칙적인 운동은 스트레스 해소 및 심리적 안정을 주며 엔돌핀 양의 증가로 척수 내 통증을 완화시켜 요통환자를 치료하는 데 큰 도움을 줄 수 있다.

- 요통이 있는 사람들은 통증을 줄이기 위해 평소 활동량을 줄이게 되는데, 이것은 결국 요부근육(paraspinal muscle)의 감소에 따른 근력의 약화를 가져오며, 요통을 증가시키는 원인이 된다.

- 요통의 급성기에는 통증의 완화를 목표로 삼아 간단한 운동방법과 자세교정으로 통증을 참을 수 있는 한도 내에서 운동요법을 시행한다. 만성기에는 보다 적극적이고 능동적인 운동방법을 택하여 통증의 치료 뿐 아니라 재발 방지에 그 목적을 두고 시행하여야 한다.

- 근지구력 향상을 위한 운동은 복근, 신전근 및 하지근의 지구력 증진도 함께 시행한다. 근지구력은 근력강화 운동시 등장성(isometric) 요소를 잠시 멈추는 방법으로 증진시킬 수 있으며, 등속성(isokinetic) 운동기구를 활용하기도 한다.

- 요통환자들을 위한 일반적인 유산소성 운동프로그램은 만성요통환자들의 상태를 호전시켜주는 효과가 있는 것으로 알려져 있다.

- 요통이 심해지면 신체활동에 제한을 받게 된다. 이로 인해 근위축, 심폐지구력의 저하, 그리고 체중의 증가를 초래할 수 있다. 체중의 증가는 고혈압, 당뇨, 심장질환 등의 위험인자가 되고, 근력약화와

함께 퇴행성 관절염을 유발할 수 있다.

- 운동 강도는 통증이 없는 범위 내에서 실시하고 유연성 운동을 준비 운동과 정리운동에 포함하여 실시한다.

05 골다공증(Osteoporosis)

- 골다공증은 노화가 진행되면서 골량이 감소함에 따라 골조직 내 미세 구조의 변화와 함께 골절에 대한 위험성이 높아지는 대사성 질환이다. 보건복지부에서 발표한 2010년 국민건강통계에 따르면 골다공증의 경우, 60세에서 69세의 남성 노인은 5.5%, 70세 이상은 20%로 보고되고 있다. 여성 노인의 경우 60~69세는 32.8%, 70세 이상은 65.2%를 나타내고 있어서 여성 질환이라는 통념이 있으나 남성에게서도 유병률을 보이는 것으로 나타났다. 여성의 경우 폐경기를 겪으면서 뼈의 형성과 깊은 관련이 있는 여성 호르몬 에스트로겐이 현저하게 감소하기 때문에 남성에 비해 골다공증의 유병률이 높은 것으로 보고되고 있다.
- 골다공증을 예방하거나 치료하기 위해서는 운동이 필수적이다. 뼈의 강도는 골격에 가해지는 물리적인 힘에 의해 결정되기 때문에 강하고 건강한 뼈를 만들려면 적당한 운동을 지속적으로 시행해야 한다.

▶ 신체활동 가이드라인

- 체중부하 운동프로그램은 골량을 증가시킨다. 골다공증이 심한 노인들을 대상으로 몇분 동안 서 있도록 하는 동작만으로도 골량이 약간 증가되었다. 노인의 근력 수준에 맞춘 근력운동은 골다공증에 도움을 주는 운동이다.
- 빠르게 움직이는 동작이나 조화롭지 못한 동작들은 낙상이나 골절

의 위험이 있어서 운동프로그램에는 포함시키지 않는다.
- 고관절 골절 후 6~8주 전에는 체중부하 운동을 실시하지 않는다.
- 다발성 척추골절이 있거나 심한 골다공증 때문에 체중부하운동이 불가능한 경우 수영, 물속걷기, 수중에어로빅 등을 추천하는 것이 바람직하다. 이러한 운동으로 골밀도 자체는 변화시키지 않더라도 근력과 평형성을 향상시켜 낙상과 골절 예방에 도움을 준다. 또한 이들 운동은 골다공증만을 치료하는 것이 아니라 심혈관질환의 위험을 낮추는 등 전체적인 건강을 증진시킬 수 있다.
- 평형성 향상을 위해 낙상의 위험을 줄일 수 있도록 발꿈치나 발가락 끝으로 걷기(heel to toe walk), 한발로 서기 등의 운동도 필요한 경우 포함시킨다.

06 비만(Obesity)

- 비만이란 섭취한 열량 중 소모되고 남은 열량이 지방으로 바뀌어 몸 안의 여러 부분, 특히 피하 조직이나 뱃속의 장간막에 쌓이게 되어 체중이 증가하는 현상이다. 비만은 영양의 과잉섭취와 신체활동의 감소로 인한 인체 에너지의 공급과 소비의 불균형으로 체내의 지방량이 비정상적으로 증가하는 대사성 질환의 일종이다.
- 과체중과 비만의 평가 방법에는 여러 가지가 있다. 일반적으로 체질량지수(BMI)를 기준으로 하는 방법이 많이 사용된다. BMI는 신장과 체중을 이용한 여러 가지 지수들 중에서 체지방량과 관련이 가장 높으며 상대적으로 신장에 영향을 받지 않는 것으로 알려져 있다. 그러나 이 같은 방법에 의한 비만의 정의는 개인에 따른 신체 조성의 차이를 정확하게 반영하지 못하는 단점이 있다.

표 9 세계보건기구의 성인 BMI(체질량지수) 분류 (단위: kg/㎡)

분류	BMI(Kg/m2)
저체중	〈 18.5
정상범위	18.5~24.9
과체중	25.0~29.9
비만	〉30.0

- 65세 이상이 되면 대부분의 사람이 체중에 대한 관심이 줄어든다. 때문에 식이요법이나 운동을 통해 체중을 조절하는 경우가 흔하지 않다. 하지만 나이가 들면서 불어나는 체중 때문에 여러 질병이 발생한다. 예를 들면 비만과 직접적인 연관이 있는 고혈압, 관절염, 심장질환등을 감안하면 체중관리는 건강관리에서 중요하다. 또한 노화로 인해 근력이 감소하고, 평형성과 심폐지구력이 약화되는 상황에서 과중한 체중이 더해진다면 일상생활 활동들에 어려움이 발생될 수 있다. 과체중이나 비만인 노인들에게 신체활동 프로그램을 통해 체중조절 및 감소는 필수적이다.

▶ 신체활동 가이드라인

- 비만은 당뇨병, 고혈압, 고지혈증 등의 대사성 질환과 매우 밀접한 관계가 있다. 비만인 사람이 처음부터 심한 운동을 하면 근골격계의 손상을 초래할 가능성이 높기 때문에 이와 관련한 위험요인을 미리 파악해 두는 것이 중요하다.
- 65세 이상의 비만 노인인 경우 주당 3회 정도의 운동프로그램으로 시작한 후 프로그램에 익숙해지면 점차 일주일에 5회 정도로 늘려나간다. 비만인 노인일수록 운동에 어려움을 느낄수 있으므로 10분 간격으로 프로그램을 구성하는 것도 바람직한 방법이다. 예를 들어, 10분 동안 고정식 자전거 타기 등과 같은 유산소성 운동, 10분 동안

3kg이나 5kg을 이용한 이두근이나 삼두근 근력운동, 10분 동안 유연성운동으로 구성하되 중간 중간 필요에 따라 휴식을 취할 수 있도록 한다.

- 비만인 노인의 주요 운동 목표는 움직이게 만드는 것이다. 따라서 운동강도에 초점을 맞추기보다는 참여자들이 어떻게 하면 많이 움직이게 할 수 있는지에 중점을 둔다.

- 신체활동이나 운동경험이 전혀 없는 비만 노인인 경우에는 잘 짜여진 운동프로그램을 이용하는 것이 바람직하다. 또한 평상시 활동량이 너무 적은 비만 노인인 경우 처음에는 일상생활 중에 신체활동을 늘리는 일부터 시작하도록 한다. 일상생활에서 신체활동 늘리는 방법으로는 신체에 무리가 가지 않는 범위 내에서 낮은 층이면 에스켈레이터나 엘리베이터 사용하지 않고 계단 이용하기, 대중교통 이용하기, 걸어다니기 등의 방법이 있다.

- 체중 때문에 남을 의식하는 비만노인인 경우 여성과 남성을 분리하여 운동프로그램에 참여하도록 한다.

- 흉곽을 압박하는 동작은 비만인 노인의 경우 호흡에 문제를 일으킬 수 있으므로 이를 감안해서 동작들을 선정한다.

- 운동을 처음 시작하는 비만 노인인 경우 체중부하 운동에 어려움을 느낄 수 있으므로 체중부하가 없는 수중운동이나 고정식 자전거 타기 등과 같은 운동을 실시하도록 한다. 또한 비만 노인인 경우 과도한 체중 때문에 일반 노인들에 비해 부상 위험이 높고 피로나 탈수현상이 일어날 가능성이 높다. 그러므로 비만 노인의 경우 개인 체력수준에 맞는 프로그램에 참여하도록 하는 것이 바람직하다.

- 유산소운동 수행 시 충격이 적으며 낮은 강도로 관절에 무리가 가지 않아야 한다.

- 프로그램 초기에는 체중감소에 초점을 맞추기보다는 자존감이 낮은 비만노인들이 프로그램에 지속적으로 참여할 수 있도록 칭찬과 격려

를 아끼지 말고 감정적으로 불편한 상황을 만들지 않도록 유의한다.

07 치매(Dementia)

- 노인인구의 급속한 증가와 함께 치매 유병율과 치매환자의 가파른 증가도 예상되고 있다. 우리나라의 2008년 치매 유병율은 8.4%이다. 치매 유병율은 2030년 9.6%, 2050년 13.2%로 증가할 것으로 추정된다. 치매 환자 수도 2050년까지 20년마다 2배씩 증가하여 2010년 약 47만 명, 2030년 약 114만 명, 2050년 약 213만 명으로 추정되고 있다.

- 서울시도 노인인구의 급격한 증가로 2008년에 전체인구 중 노인인구가 8.7%로 고령화사회를 지나 고령사회로 향하고 있다. 치매 유병률은 8.2%로 추정되며, 노인성 치매 환자 수는 2008년 69,276명에서 2010년 77,200명, 2020년 120,580명으로 예상하고 있다.

- 치매란 기억력의 상실이나 지적 능력(방향성, 계산력, 언어력, 추리력, 집중력 등)의 소실로 인해 일상생활에 지장을 초래하는 병적 증상을 말한다. 알츠하이머 병은 노인성 치매에서 가장 보편적으로 발생하는 질환이다.

- 현재까지 치매의 위험요인으로는 성별, 연령, 교육 정도의 인구학적 특성과 함께 동반질환과 건강습관 등이 거론되어 왔다. 인구학적 특성 중 성별은 남성에 비해서 여성에게서 치매 발생의 위험성이 높고, 연령이 증가할수록 높아졌다.

▶ 신체활동 가이드라인

▶ 치매 초·중기단계

- 초기치매 노인인 경우 운동프로그램에 출석하는 것을 잊어버리거나 동작 하나하나를 기억하지 못할 수 있다. 그러한 정신적 상

태로 인한 치매 노인의 행동에 인내심을 가지고 이해하며 도덕적인 지원과 프로그램에 정기적으로 참여할 수 있도록 전화를 해주는 등 기억할 수 있도록 도와준다.

- 우울증은 치매와 동반되는 질환으로 규칙적으로 신체활동 프로그램에 참여하는 저해요소가 될 수 있다. 치매노인뿐 아니라 보호자들에게도 프로그램의 중요성을 인식시켜 프로그램을 중도에 포기하지 않도록 해야 한다.

- 트레드밀이나 아령을 사용하는 근력운동처럼 지속적으로 신체적 조절을 필요로 하는 운동 대신 걷기, 고정식 자전거 타기, 기본적인 스트레칭 동작과 같은 간단한 신체활동으로 운동프로그램을 구성한다.

- 치매노인들을 위한 신체활동 프로그램에서 중점을 두어야 하는 점은 참여자의 흥미이다. 많은 언어적 칭찬과 긍정적인 강화를 통해 프로그램에 흥미를 유지하며 지속적으로 출석할 수 있도록 도와줘야 한다.

- 운동의 강도는 운동 빈도와 운동 시간만큼 중요하지 않다. 장려하는 운동 빈도는 일주일에 5회, 매일 같은 시간에 프로그램에 참여하는 것이 바람직하다. 이는 치매노인이 일상에서 구조화된 프로그램에 익숙해지도록 하는 데 도움이 된다.

▶ 치매 후기단계

- 치매 후기 증상으로 폭력적이거나 고성을 지르는 등의 행동을 할 수 있다는 점을 인식할 필요가 있다. 그러나 이러한 예기치 않은 행동은 몇 분밖에 지속되지 않으므로 그룹 프로그램일 경우 치매노인으로 인해 수업이 방해될 경우 그룹에서 벗어나 안정을 취하도록 조치하는 것이 바람직하다.

- 기억력 상실은 치매후기 단계에서 명확하게 나타나는 증상일 수 있다. 이런 경우 그룹 운동프로그램에서 개별 운동프로그램으로 전환하는 것이 바람직하다.
- 치매후기 환자인 경우 보호자가 동반되지 않은 상황에서 불안감이 조성될 수 있다. 운동프로그램 수행 동안 보호자가 함께참석하는 것이 바람직하다.
- 새로운 동작이나 프로그램을 소개하기보다는 환자가 익숙한 동작이나 프로그램을 제공하는 것이 더 효과적이다.
- 운동프로그램 시작 전, 프로그램 도중, 프로그램 종료 후 치매후기의 환자를 절대 혼자 남겨두지 않는다.
- 치매 환자 세대에 맞는 음악을 활용하여 예전의 기억을 되살리는 것도 프로그램에 흥미를 유지하는 방법 중 하나이다.

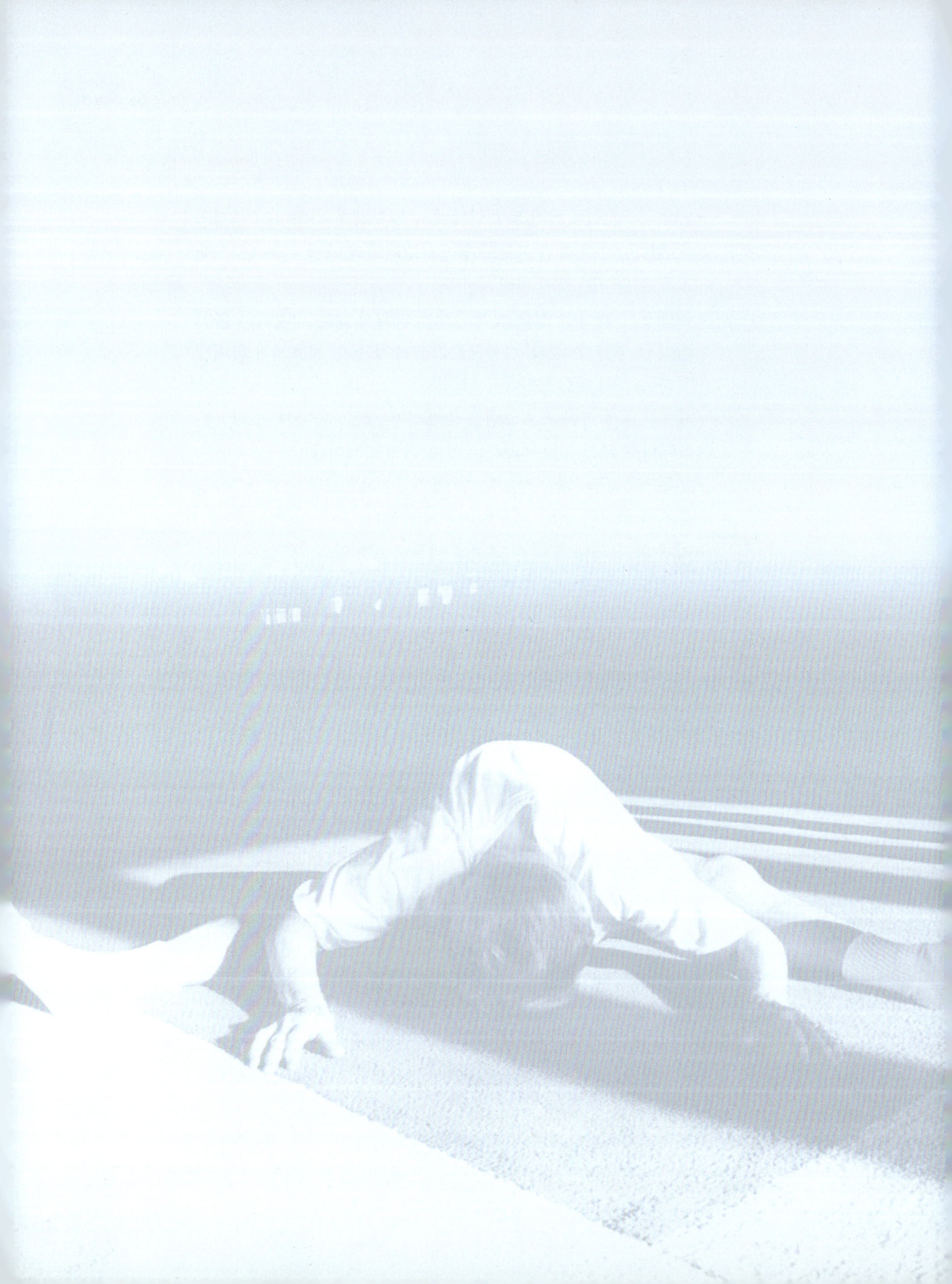

Section

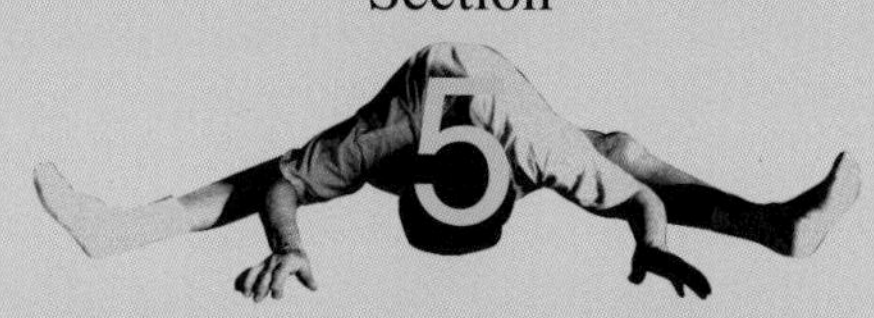

신체활동 활성화를 위한 행동변화 전략

노인의 신체활동 활성화와 행동변화

건강을 위한 행동인 신체활동은 복잡한 인생에서의 한 단면이라 볼 수 있다. 건강한 삶을 위한 행동의 변화를 위해서는 개개인이 가지는 고유한 생활방식을 고려하여야 한다. 특히 노인층은 경제력, 생활상태, 가족이나 사회적 지지, 노화와 신체활동에 관한 관점이 젊은 층보다 훨씬 더 다양하다. 그러하기에 노인체육지도자들은 신체활동에 관한 기술적인 요소들은 물론 노인들이 가진 개개인의 성격, 삶의 목표, 그리고 삶의 만족감 등의 사항들을 운동프로그램 구성에 포함시킬 필요가 있다.

노인들의 지속적인 신체활동 참여를 이끌어 내려면 그 행동들을 독려하거나 방해하는 요소가 무엇인지를 잘 파악하는 것이 중요하다. 신체활동의 효과가 증명되었음에도 불구하고 노인층, 특히 여성 노인들의 신체활동 참여가 저조한 이유 중 하나는 심리적인 측면에서 동기유발이 되지 않기 때문이다.

건강행동변화를 위한 몇몇 이론이 존재하지만 이 책에서는 신체활동에 초점을 맞추어 변형시킨 범이론적 모델을 소개하기로 한다. 범이론적 모델은 어느 시점에서든지 신체활동에 대한 노인 개개인의 준비 단계를 인지할 수 있도록 해준다. 때문에 변화 단계를 거쳐 노인들의 신체활동을 활성화하려는 노인체육지도자들에게 도움이 될 것이다. 노인체육지도자들이 적용하는 행동변화 원칙과 전략에 따라 노인들은 새로운 운동 습관을 만들거나 유지할 수 있게 된다.

범이론적 모델(Transtheoretical Model)

이 모델은 '변화단계'로 알려져 있으며 다른 이론들과 달리 개개인이 어떠한 행동에 관여하는 준비는 연속적인 단계로 나타낼 수 있다고 설명한다. 범이론적 모델에서는 한 단계에서 다음 단계로 넘어가는데 수많은 변화의 과정이 중요하다. 이때 다른 여러 가지 동기유발을 위한 이론적 모델이 결정적인 매체로 활용될 수 있다. 예를 들면 자아효능감(self-efficacy) 또는 결과기대치(outcome expectancies) 등이 여기에 해당한다.

01 단계별 신체활동 변화

1. 계획전 단계(precontemplation) 6개월 내에 신체활동을 실시할 행동의 변화 의도가 전혀 없는 단계(예, "나는 신체활동을 전혀 해본 적이 없으며 지금 신체활동을 할 의지도 전혀 없다.")

2. 계획 단계(contemplation) 신체활동을 지금 실시하지 않지만 6개월 내에 신체활동을 실시하려고 심각하게 고려하고 있는 단계(예, "나는 체중절감과 건강을 위해 신체활동을 해야 됨을 느낀다. 이웃이랑 함께 아침마다 신체활동을 해야 되지 않을까....")

3. 준비 단계(preparation) 한 달 내에 신체활동을 실시할 의도가 있으며 변화를 시작한 단계(예, "나는 매일 10분씩 걷기를 시작하였고 일주일에 한 번 걷기 위해 이웃 친구를 만난다.")

4. 행동 단계(action) 신체활동 가이드라인에서 권장하는 빈도나 강도를 따르고 있으나 신체활동을 실시한 지 6개월 이내이기 때문에 전단계로 다시 돌아갈 위험성이 있는 단계(예, 일주일에 5일 이상 30분씩 빠르게 걷기 실행)

5. 유지 단계(maintenance) 장려하는 신체활동의 빈도와 강도를 6개월 이상 지속적으로 실시하여 성공적으로 라이프스타일을 변화한 단계

계획전 단계에 있는 노인에게는 신체활동 프로그램에 참여하게끔 계획을 세우는 데 도움을 준다든지 신체활동의 이로운 점을 설명해줄 수 있다. 이와는 달리 3년 이상 지속적으로 신체활동에 참여한 유지 단계에

있는 노인에게는 이미 느끼고 알고 있는 신체활동의 효과보다는 좀더 균형있는 신체활동 프로그램을 구성할 수 있도록 조언하는 것이 필요하다.

02 각 단계별 행동변화 전략

동기는 신체활동을 하려는 결정에 영향을 미칠 뿐 아니라 길게 보면 신체활동을 유지하거나 중단하는데도 영향을 미치는 심리적 요소이다. 여러 연구에서 밝혀진 바에 따르면 신체활동을 시작한 사람들 중 절반에 가까운 사람들이 6개월 안에 신체활동을 중단하는 것으로 나타났다. 노인들의 신체활동을 방해하는 요인으로는 신체적이나 심리적으로 개인에게 나타나는 증세, 좋지 않은 날씨, 신체활동에 필요한 외부 환경의 비적절성 등으로 꼽을 수 있다. 더욱이 많은 노인들이 신체활동을 꼭 힘들게 해야만 건강에 도움을 줄 수 있다는 잘못된 인식도 신체활동을 시작하거나 유지하는 데 장애가 된다.

그러나 중간 강도의 신체활동, 편리함, 또는 많은 비용을 들이지 않는 신체활동은 노인들의 동기를 유발한다. 특히 노인 여성들에게는 사회적인 요소들도 신체활동을 시작하거나 유지하는 데 큰 요인으로 작용한다. 신체활동에 관한 연구에 따르면 행동변화전략(behavior-change strategies)이 사람들의 신체활동에 도움이 되며 목표설정, 자아감시, 진도에 따른 피드백, 보상 시스템과 같은 행동전략들이 신체활동 참여를 유지하는데 도움이 된다. 적당한 시기에 적당한 방법으로 행동변화를 이끄는 프로그램이 필요하다. 이 책에서는 각각 다른 단계에 있는 노인들에게 신체활동을 지속적으로 실천하고 생활화할 수 있는 전략의 사례를 제시해보고자 한다.

1. 계획전 단계

이 단계의 노인들은 어떠한 신체활동도 시작하려는 의지나 생각이 아직 없고 주로 가족이나 친구들의 권유로 노인체육지도자를 만나는 경우가 많다. 그러므로 신체활동과 관련하여 목표를 설정하거나 전략들을 세워 그것들을 상기시키는 방식으로 지도하는 것은 바람직하지 않다. 오히려 신체활동에 관한 장·단점에 관해 설명하고 이야기를 나누는 것이 더 도움이 된다.

본능적으로 사람들은 어떠한 행동을 취할 때 손실보다는 장점이 높은 것들을 선호한다. 신체활동에 규칙적으로 참여할 때에도 분명 자신이 손해 본다고 느끼는 것과 효과를 보는 것이 존재한다. 개인마다 천차만별이겠지만 신체활동에 따른 손해로는 신체활동에 소요되는 시간, 신체활동을 하는 장소로 이동하는 불편함, 근육통, 다른 사람들의 시선, 비용, 특별한 장비나 의류, 신체활동 후 피곤함 등을 꼽을 수 있다.

그렇다면 왜 이 단계에서 신체활동에 부정적인 측면인 손실들에 대해 논의해야 할까? 장기적으로 노인들이 지속적인 신체활동을 유지하도록 하려면 신체활동에 따른 부정적인 기대나 손실에 대해 현실적으로 인식하게 만드는 것이 필요하다. 부정적인 면들을 무시하고 신체활동에 참여한다고 해서 그러한 면이 사라지지 않는다. 오히려 개개인이 신체활동에 참여하는 데 있어 부정적으로 작용할 수도 있는 사항이나 조건을 사전에 논의함으로써 신체활동을 중도에 포기하기 전 그러한 손실부분을 제거하거나 줄일 수 있는 이점이 있다.

예를 들어, 혼자 신체활동 하는 것을 좋아하지 않아 신체활동을 하지 않았던 노인이라면 신체활동을 함께할 수 있는 파트너를 찾아주거나 집단운동프로그램의 기회를 장려하는 것도 좋은 방법이다. 또한 신체활동 후 너무 피곤해서 신체활동을 하지 않으려는 노인에게는 아침 시간 대신 저녁 시간에 신체활동 참여를 장려함으로써 심리적으로 좀더 편안한 상태에서 수면을 취할 수 있을 것이라고 알려준다.

신체활동을 하지 않는 많은 사람들은 신체활동을 규칙적으로 참여하는 사람들에게 무엇인가 그들과 다른 점이 있다고 생각하거나 신체활동에 참여하는 매 순간 순간을 즐긴다고 오해하는 경우가 종종 있다. 현실은 신체활동을 정기적으로 참여하는 모든 사람들이 어려운 점들에 부딪치게 되며 그 어려운 점들을 극복하는 방법을 알아가면서 건강한 생활습관을 유지할 수 있다.

앞장에서 설명한 바와 같이 이 단계에 있는 노인들에게는 신체활동 참여의 부정적인 측면뿐만 아니라 긍정적인 효과에 대해서도 설명해 주어야 한다. 신체활동 참여 후 기분이 좋아지거나 하는 즉각적인 효과뿐만 아니라 골다공증과 관련 있는 뼈 밀도 손실의 감소 등과 같은 장기적인 효과에 대해서 거론할 필요가 있다. 신체활동 참여로 인해 잠재적으로 일어날 수 있는 손실보다 효과가 크다는 것을 인식하게 됨으로써 신체활동을 참여하려는 확률은 그만큼 높아진다.

2. 계획 단계

이 단계의 노인들은 신체활동에 참여하려는 의지나 생각은 있지만 아직 시작하지 않은 상태이다. 이 단계의 노인 대부분은 신체활동의 몇몇 효과들에 대해서는 인지하고 있으나 전 단계와 마찬가지로 신체활동의 참여로 인한 장·단점에 대해 이야기를 나누는 한편, 잠재적 동기유발 요소가 될 수 있는 사회적 지지(social support) 개념에 대해 소개하는 것이 중요하다. 주의해야 할 점은 아직 구체적인 목표설정 전략이나 세부적인 계획들로 인해 신체활동을 시작하려는 노인들을 당황하게 하여 계획전 단계로 돌아가게 만들 수도 있음을 유념해야 한다.

다른 사람들부터의 지지는 대부분의 연령층들이 신체활동을 지속적으로 참여하는데 중요한 토대가 된다. 많은 노인들은 나이가 들어 갈수록 배우자나 형제, 친구나 친척 같은 주변의 지인들을 상실할 확률(사망)이 높아지면서 자연적으로 사회적 관계가 감소하는 결과를 가져온다. 신체적 장애나 질병으로 인해 친구들이나 가족과 즐겨했던 여러 종류의 활동들, 즉 여행이나 쇼핑 등이 제한되거나 줄어든다. 또한 직장에서 사회관계를 유지했던 노인들은 은퇴와 함께 사회관계가 사라지거나 축소되기도 한다.

그러나 노인들은 사회에서 분리되기보다는 새로 관계를 형성하거나 기존의 사회적 관계를 유지하려는 욕망을 가지고 있다. 만약 다른 사람과 사회적 관계를 유지하고 싶거나 다른 사람과 사회적 관계를 맺을 만한 기회가 충분하지 않다면 신체활동 프로그램 참여는 '신체활동으로 인한 건강 혜택과 사회적 관계 형성'이라는 두 마리 토끼를 한꺼번에 잡을 수 있는 기회이기도 하다.

어떻게 하면 노인들이 정기적으로 신체활동에 참여하도록 사회적 지지를 이용할 수 있을까? 몇 가지 방법들을 살펴보면 아래와 같다.

- 즐겁고 믿을 만한 신체활동 파트너를 찾아라. 신체활동 프로그램에서 마땅한 파트너를 찾을 수 없다면 종교나 사회 단체, 대학교에서 주최하는 노인을 위한 프로그램에서 파트너를 찾아본다.
- 친구들이나 가족 구성원들에게 신체활동 프로그램에 대해 긍정적이고 용기를 북돋아 줄 수 있도록 부탁한다.
- 신체활동에 관한 목표나 그에 따른 약속들을 기억할 수 있도록 친구들이나 가족 구성원들에게 부탁한다.
- 친구나 동료들과 재미있고 흥미로운 '내기'를 걸어 신체활동과 관련하여 세운 목표를 달성하였을 때 보상받을 수 있도록 한다. (예, 수중 에어로빅 수업에 10번 지속적으로 출석하기로 목표를 세웠고 그 목표를 달성했을 경우).
- 수업 시간에 조금 일찍 도착하여 동료들과 대화할 기회를 만드는 등

사회적 요소들을 신체활동 프로그램에 더하도록 한다.

3. 준비 단계

이 단계의 노인들은 신체활동을 시작하고 싶거나 어떠한 노인들은 이미 신체활동을 시작하였으나 규칙적으로 지속하지 못하는 상태를 가리킨다. 신체활동의 혜택을 일깨워주거나 신체활동을 통해 이루고자 하는 구체적인 목표를 세우는 시기가 바로 이 단계이다.

1) 신체활동을 통한 목표 설정

목표 설정은 누구나 행동의 변화를 시도하고자 할 때 중요하다. 노인들에게 목표를 설정하도록 하되 그 목표는 다른 사람이 아닌 노인 본인이 정한 목표여야 한다. 일반적으로 다른 사람에 의해 설정된 목표들이 본인의 동기유발이나 생활스타일과 맞지 않는 경우 목표 달성에 대한 열정은 금방 사라지고 만다.

초기에 설정한 목표가 건강이나 체력적인 면에서 신체활동을 통해 얻을 수 있는 수준에 미치지 못하더라도 기억할 사항은 초기의 성공이 지속적인 신체활동의 밑거름이 되며 좀더 나은 목표를 설정하는 데 도움을 줄 수 있다는 점이다. 또한 중강도(moderate-intensity) 신체활동이 당장 눈에 보이는 결과를 보여주지 않더라도 신체활동에 전혀 참여하지 않는 경우보다 훨씬 혜택을 볼 수 있다는 사실이다.

예를 들어, 68세 이씨 할머니는 체중조절과 전반적인 건강과 관련하여 상담을 받기 위해 노인체육지도자를 찾아왔다. 상담 결과 이씨 할머니는 일주일에 3번 정도 수중운동에 참여하고, 근력운동과 유연성 운동을 일주일에 2회 정도 참여하는 것이 가장 효과적이라는 결과를 얻었다. 하지만 이씨 할머니는 봉사활동과 아주 많이 아픈 친구를 간호하는 일로 바쁜 나날을 보내고 있었다.

상담 결과를 듣고 나서 이씨 할머니는 어려울 수도 있는 목표지만 일주일에 2회 수중 운동에 참여하고 엘리베이터를 타는 대신 계단을 이용하거나 가까운 가게에는 걸어서 장을 보는 등 일상생활에서 할 수 있는 활동들로 신체활동의 목표를 설정하였다. 한 달이나 두 달 후면 이씨 할머니가 근력운동이나 유연성 운동에 참여하려는 목표를 세울 수도 있지만 현재로는 이씨 할머니가 스스로 세운 목표에 찬사를 보내고 격려해 주는 것이 바람직하다.

다시 말해 설정된 목표는 노인 개개인이 가지는 자신의 현재 생활방식, 동기, 신체활동에 임하는 준비 단계, 여러 가지 고려 사항들을 바탕으로 세워야 한다. 또한 목표를 설정할 때 건강을 위해서인지 아니면 체력을 향상하기 위해서인지도 구분할 필요가 있다. 고강도(vigorous-intensity) 신체활동이 체력의 어떤 부분에서는 효과적이지만 대체로 중강도(moderate-intensity) 신체활동으로도 상당 부분 건강과 관련된 혜택을 볼 수 있다.

2) 목표 설정의 단계

▶**1단계** 노인들의 근본적인 목표인 장기 목표(들)을 인식하고 설정하라.

혈압 낮추기, 체중 감량, 계단 오르기나 장바구니 옮기기 등의 일상적 활동에서부터 스트레스 감량, 새로운 사람 만나기, 질병의 예방과 조절 등 몇 달 몇 년이나 걸려 최종적으로 성취하고자 하는 목표가 무엇인지 물어본다. 신체활동을 시작하는 시점에 장기 목표를 설정해 놓고, 이를 바탕으로 구체적인 단기 목표를 세워나가는 것이 바람직하다.

▶**2단계** 노인들의 근본적인 목표를 달성할 수 있는 실현 가능한 하나 또는 둘 정도의 단기 목표들을 설정하라.

신체활동을 통해 체력이라든지 신체적인 면에서 빠르게 향상되지 않는 노인들을 위해 단기 목표는 결과(outcomes)만 보이는 것이 아닌 행동(behaviors)에 중점을 두는 것이 바람직하다. 지속적인 동기 유발을 위해서는 장기 목표만 설정해 놓는 것보다 하루나 일주일 단위의 작은 목표들을 설정하고 달성해 나감으로써 장기 목표에 도달할 수 있다. 실현 불가능한 여러 개의 작은 목표들로 인해 좌절이나 실망감을 느끼기보다는 한 두 개의 실현 가능한 단기 목표들을 세워 성취해가는 것이 장기 목표를 이루는 효과적인 방법이다.

▶**3단계** 실현 가능성이 있고 측정가능하며 의미가 구체적인 단기 목표(들)로 설정하라.

예를 들어 '운동하기'라는 측정하기 어려운 목표보다는 '2주에 걸쳐 동네 체육관에서 6회 정도 운동하기'라는 측정 가능하고 구체적인 목표를 설정하여, 노인 스스로 자신의 신체활동 행위에 대한 사항을 개인메모장이나 신체활동 기록표 등을 이용하여 체크할 수 있도록 한다. 또한 목표는 노인의 현재 체력 수준, 생활 방식과 신체활동을 향상하려는 준비 단계를 고려하여 설정되어야 한다. 이때 목표를 성취했을 때 심리적 기쁨을 느낄 수 있도록 도전 가능한 목표를 정하면 좋다.

신체활동 초기에 목표를 달성하여 느끼는 성취감은 노인들의 신체적 능력에 대한 자신감뿐만 아니라 일상생활에 신체활동을 생활화 할 수 있다는 자신감으로 이어져 신체활동을 지속할 수 있도록 해준다.

목표설정은 준비 단계, 행동 단계, 유지 단계에서 중요한 전략이다. 준비 단계를 지나 다음 단계들로 넘어가면서 다른 사람의 도움 없이 노인 본인 스스로 목표를 설정하고 설정한 목표들을 재설정하는 방법들을 배워나가게 된다. 목표 설정 시 다음표에 제시된 바와 같이 목표의 요건은 구체적이고 측정 가능하며 실천 가능하고 일상생활과 관련된 목표로써 정해진 시간 내에 달성할 수 있도록 정하는 것이 바람직하다.

목표의 요건-SMART	
Specific	목표에는 구체적이고 기능적인 신체활동이 드러나야 한다(구체적 목표).
Measurable	목표는 측정 가능해야 한다(측정 가능한 목표).
Attainable	개인에 의해 실천가능하고 달성 가능한 목표여야 한다(성취 가능한 목표).
Relevant	목표는 개인의 일상생활의 활동과 관련이 있어야 한다(연관성이 있는 목표).
Time-dependent	목표에 대한 시간 프레임이 제공되어야 한다(시간에 근거한 목표).

4. 행동 단계

이 단계의 노인들은 규칙적으로 신체활동에 참여하고 있지만 6개월 미만의 상태를 말한다. 이 단계에서는 초기에 세운 목표를 살펴보고 환경이나 상황에 맞게 목표들을 수정하는 것이 필요하다. 또한 어느 정도 신체활동을 경험한 단계에서 환경적 단서나 자기대화(self-talk) 전략들을 소개해 주는 것이 도움이 된다.

설정한 단기 목표를 매주 또는 격주로 재점검하도록 노력하고 목표를 전부 또는 부분적으로 달성한 모든 부분에 대해 칭찬하라. 대부분 노인들은 100% 목표를 성취하지 못했을 때 실망감을 느끼며 부분적으로 이룬 목표들도 대수롭지 않게 여기기 쉽다. 단기 목표는 궁극적으로 장기 목표들을 이루기 위한 과정이며 모든 노력은 그들의 건강과 체력에 필요하고 귀중한 부분임을 인식하도록 한다.

달성한 목표에 대한 장점과 단점을 평가한 후에는 새로운 단기 목표를 세우도록 한다. 동일한 목표를 설정할 수도 있으나 애매모호하거나 너무 도전적인 목표들을 설정하는 것은 삼가도록 한다. 어느 정도 신체활동에 규칙적으로 참여하는 것이 습관화되면 한 달이나 두세 달에 걸쳐 목표를 점검하도록 한다.

다음 날 신체활동을 계획하고 있다면 운동복을 미리 꺼내놓거나 현관에 운동화를 준비해 놓는 등, 여러 가지 환경적 단서들을 이용하는 것이 유익하다. 또한 "나는 할 수 있어" 또는 "신체활동 후 몸이 훨씬 가벼워짐을 느껴" 등과 같이 긍정적이며 동기를 유발하는 자기와의 대화도 목표 달성에 크게 도움이 된다.

5. 유지 단계

이 단계의 노인들은 적어도 6개월 이상 신체활동을 규칙적으로 실시한 경우를 말한다. 이 단계의 노인들은 스스로 자신감이라든지 자신에 대한 만족감을 느끼며 내적인 보상을 느끼게 된다. 이같은 내적 변화가 장기 목표를 달성하는 데 큰 도움이 된다. 하지만 내적 보상을 느끼기까지는 어느 정도 시간이 필요하다. 따라서 스스로에게 보상하는 방법인 외적 보상(예: 일주일 동안 단기 목표를 달성했을 경우 영화 보러 가기, 신체활동 후 친구들과 사우나 가기 등)을 정해 놓고 신체활동을 지속하고자 하는 동기의 수준을 높게 유지할 수 있도록 한다.

최소 6개월 이상 신체활동을 지속하였음에도 불구하고 질병이나 부상, 가족이나 친구들의 비협조, 바쁜 일상생활 등과 같은 요소들로 인해 노인뿐만 아니라 모든 연령대의 사람들이 신체활동을 지속하는데 어려움이 따를 수 있다. 따라서 자신에게 맞는 퇴보(신체활동을 하지 않는 단계) 방지 전략들을 세워야 한다. 또한 집 가까운 스포츠 센터나 체육관 또는 주변 환경을 편리하게 이용할 수 있는 신체활동과 자신의 내면에 즐거움을 선사할 수 있는 신체활동을 선택하여 지속적으로 참여하는 것이 중요하다.

Section

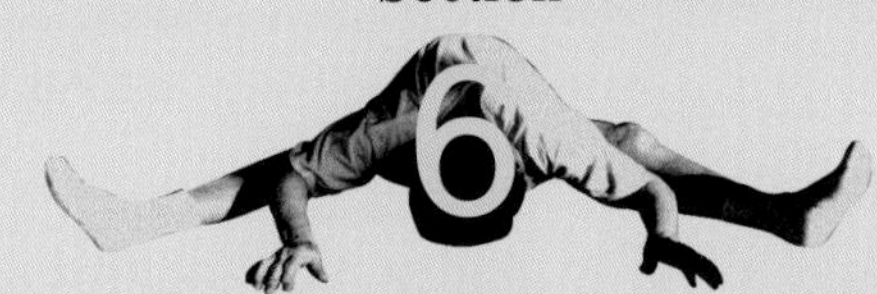

노인 신체활동 프로그램의 원리와 구성

1. 노인 신체활동 범위와 검사지표

과거, 노인을 위한 신체활동 프로그램은 적은 인원의 건강한 노인들을 대상으로 실시되는 경향이 많았다. 그러나 노인들의 건강 상태와 상관없이 모든 노인들이 신체활동을 통해 유익한 효과를 얻을 수 있다는 사실이 명백해졌다. 최근의 연구들에 의하면 '너무 허약하거나' '너무 나이가 많은' 노인들도 체계적인 신체활동 프로그램에 정기적으로 참여함으로써 신체적 심리적 건강상의 효과를 본다고 밝히고 있다.

세계보건기구(WHO)에 따르면 대부분의 노인은 건강-체력 경사도(health-fitness gradient)에 속하며 세 부류로 나누어진다. 아주 건강하고 체력이 좋은 노인들이 한쪽 끝을 차지하고 한두 가지 만성질환을 가지고 있지만 지역사회에서 일상생활을 영위하는데 전혀 문제가 없는 노인들이 중간 위치를 점유하며 허약하고 전반적으로 일상생활에 도움이 필요한 의존적인 노인들은 다른 한쪽 끝을 점유한다.

	Physically fit	Physically unfit	Physically unfit Frail
Healthy	Group I		
Unhealthy independent		Group II	
Unhealthy dependent			Group III

세계보건기구(1997). 「하이델베르크 가이드라인」에서 발췌함

세 그룹의 서로 다른 신체활동의 요구를 다음과 같이 설명하고 있다.

1) Group I: Physically fit – Healthy

정기적으로 신체활동에 참여하는 노인들이 그룹 I에 포함된다. 이들은 일상생활의 활동에서 제한이 거의 없는 노인들이다. 이 그룹에 속하는 노인들은 대부분 신체활동 프로그램들에 참여할 수 있으며 어린 시절부터 신체활동을 지속한 경우가 많다.

2) Group II: Physically unfit – Unhealthy independent

그룹 II는 적절한 신체활동을 하지 않는 노인들이 포함된다. 대부분의 노인이 지역사회에서 독립적으로 살고 있으나 여러 만성 질병에 걸릴 위험이 높아 독립적인 생활에 위협을 받을 수도 있다. 정기적인 신체활동이 독립적인 삶을 유지하고 비독립적인 삶으로의 단계로 이행하는 것을 지연시키는 데 도움이 된다. 그러나 이 그룹의 노인들에게는 각각 노인이 가지고 있는 장애나 한계에 대한 충분한 정보가 포함된 개별 신체활동 프로그램을 적용하는 것이 바람직하다.

3) Group III : Physically unfit – Unhealthy dependent

그룹 III은 신체적 정신적인 측면의 여러 가지 이유로 인해 사회적으로 더 이상 독립적인 생활이 불가능한 노인들이 포함된다. 이 그룹의 경우, 적절한 신체활동은 삶의 질을 크게 향상시키고 부분적으로 독립성을 복원할 수도 있다. 신체활동 프로그램은 요양원이나 다른 종류의 노인 시설에 적용할 수 있도록 개발해야 한다. 또한 신체활동 프로그램에서는 의자나 침대에서도 수행할 수 있는 활동들을 포함하여 각각의 노인건강 및 체력 상태에 적절하고 다양한 신체활동들을 적용해야 한다.

또한 Spirduso, Francis, Macrace(2005)의 저서인 *Physical Dimensions of Aging*에서는 노인들을 기능적 능력의 범위에 따라 다섯 그룹으로 분류한다. 다섯 그룹은 신체적 의존(physically dependent), 신체적 허약(physically frail), 신체적 독립(physically independent), 신체적 건강(physically fit), 신체적 엘리트(physically elite) 그룹이다. 각 그룹을 살펴보면 다음과 같다.

첫째, 신체적 의존(physically dependent) 그룹에 속하는 노인들은 옷입기, 목욕하기, 화장실 가기, 식사하기와 걷기 등 몇몇 또는 모든 기본적 일상생활 활동을 수행하지 못하기 때문에 전적으로 다른 사람의 도움을 받아야 한다.

둘째, 신체적 허약(physically frail) 그룹의 노인들은 기본적 일상생활 활동은 수행하지만 심신을 쇠약하게 만드는 질병이나 상태로 인해 지역사회 내에서 독립적으로 생활하는데 필요한 활동들을 일상 활동에서 부분적으로 또는 전적으로 수행하지 못한다.

셋째, 신체적 독립(physically independent) 그룹에 속하는 노인들은 심각한 만성질환 없이 독립적인 생활이 가능하나 좋지 않은 건강과 체력을 가지고 있다. 이들 중 많은 노인들은 간단한 질병이나 상해로 인해 신체적 기능을 잃을 수 있고 그로 인해 독립적인 삶을 위협받을 수 있다. 질병이나 상해로부터 회복된 후에도 기능의 상실은 신체적 허약을 야기할 수 있다.

넷째, 신체적 건강(physically fit) 그룹의 노인들은 건강, 즐거움, 직업, 또는 취미 활동을 위해 최소한 일주일에 2번 정도 운동을 한다. 그들의 건강과 체력 수준은 신체적 허약 단계로 내려갈 위험성이 낮은 만큼 안정적이다.

다섯째, 신체적 엘리트(physically elite) 그룹의 노인들은 거의 매일 운동을 하며 스포츠 대회에 참여할 정도로 건강과 체력이 뛰어나다.

이렇듯 노인마다 제각기 다른 상태의 체력과 건강 상태를 나타내므로 각자 가진 신체적 강점과 약점을 평가하고 판단하는 일은 운동프로그램을 구성하거나 권장할 때 중요한 요소가 된다. 노인 체력 측정을 위한 검사는 다양하지만 이 책에서는 국내외에서 널리 사용되고 독립적인 일상생활을 위해 필요한 요소를 평가할 수 있는 노인체력검사를 중점적으로 살펴보고자 한다.

노인체력검사(Senior Fitness Test: SFT)

SFT는 노인을 대상으로 실시할 수 있는 검증된 체력측정 검사이다. 또한 SFT는 일상생활 기능과 관련된 변수인 상체 및 하체 근력, 전신 지구력, 상체 및 하체 유연성, 민첩성과 동적 평형성, 신체질량지수로 구성되어 있다. 검사의 주요 특징은 아래와 같다.

첫째, 신뢰도와 타당도가 검증되었다.
둘째, 노화와 운동으로 일어날 수 있는 변화를 감지할 수 있을 만큼 민감하다.
셋째, 체력이 낮은 사람부터 건강한 사람까지뿐만 아니라 60세부터 94세에 이르는 광범위한 연령대의 노인들을 평가할 수 있다.
넷째, 다른 검사에 비해 최소한의 장비, 시간, 공간만으로 검사가 가능하다.

SFT의 검사 항목들로는 하체 근력 측정을 위한 30초 의자에서 일어섰다 앉기(30-second chair stand), 상체 근력 측정을 위한 30초 동안 아령 들기(30-second arm curl), 전신 지구력 측정을 위한 6분 걷기(6-minute walk), 전신 지구력의 대체 측정 방법인 2분 제자리 걷기(2-minute step), 하체 유연성 측정을 위한 의자 앉아 앞으로 굽히기(chair sit-and-reach), 상체 유연성 측정을 위한 등 뒤로 손 닿기(back scratch), 민첩성 및 동적 평형성 측정을 위한 2.4m 왕복 걷기(8-foot up-and-go), 신체 조성을 위한 키와 몸무게로 구성되어 있다.

신체 조성에 필요한 키와 몸무게를 제외한 각 검사의 측정 방법은 아래와 같다.
- **30초 의자에서 일어섰다 앉기(30-second chair stand)** 30초 동안 팔을 가슴에 댄 상태로 의자의 앉은 자세에서 완전히 일어선 다음 다시 앉는 정확한 자세를 횟수로 측정한다.
- **30초 동안 아령 들기(30-second arm curl)** 아령 잡은 팔의 팔꿈치를 몸통에 붙인 후 아령을 밑에서 들어올리는 동안 손바닥을 위로 향하게 한 다음 다시 시작 자세로 돌아오는 동작을 30초 동안 반복한다. 여성인 경우 2.27kg, 남성의 경우 3.63kg의 아령을 사용하여 측정한다.
- **6분 걷기(6-minute walk)** 50m 거리를 기준으로 6분 동안 계속 걸은 거리를 측정한다.

- **2분 제자리 걷기** 공간의 제한을 받거나 날씨와 같은 외부조건이 좋지 않아 6분 검사를 실시하지 못할 경우 사용할 수 있는 검사로는 2분 동안 개개인의 슬개골과 엉덩이 뼈 전면 사이의 중간 높이까지 무릎을 올려 제자리 걷기를 반복한 횟수로 측정한다.

- **의자 앉아 앞으로 굽히기**(chair sit-and-reach) 안전하고 고정된 의자의 앞쪽 끝에 앉아 한쪽 다리는 뻗고 한쪽 다리는 평평하게 놓은 상태에서 손등을 위로 하여 손을 모으고 팔을 앞으로 가능한 발끝을 향해서 쭉 뻗은 자세를 유지하면서 손가락 끝과 발끝 사이의 거리로 측정한다. 가운데 손가락이 발끝을 넘어간 거리는 플러스(+)로 가운데 손가락과 발끝의 떨어진 거리는 마이너스(−)로 점수를 기록한다.

- **등 뒤로 손 닿기**(back scratch) 한 손은 어깨 위로 올려 등 뒤 아래로 가능한 멀리 내리고 다른 한 손은 등 뒤에서 가능한 멀리 올려 양손 손가락 사이의 거리를 측정한다. 양손의 손가락이 겹치는 부분은 플러스(+) 점수로 떨어진 거리는 마이너스(−) 점수로 기록한다.

- **2.4m 왕복 걷기**(8-foot up-and-go) 의자에 앉은 자세에서 일어나 2.4m 떨어진 원뿔기둥을 가능한 빨리 걸어갔다 돌아와 처음의 자세로 앉을 때까지 걸리는 시간을 측정한다.

각각 항목의 50%를 기준으로 제시되고 있는 표준 수행 범위의 점수는 다음과 같다. 이를 측정 결과 해석에 활용할 수 있는 점이 SFT의 장점이기도 하다. 60세부터 94세까지 연령별 표준수행 점수는 다음의 표와 같으며 여성 노인의 경우 표 10, 남성 노인의 경우 표 11과 같다.

표 10 연령대별 표준 수행 범위 점수(여성)

검사항목	60~64	65~69	70~74	75~79	80~84	85~89	90~94
30초 의자에서 일어 섰다 앉기(회)	12~17	11~16	10~15	10~15	9~14	8~13	4~11
30초 아령 들기(회)	13~19	12~18	12~17	11~17	10~16	10~15	8~13
6분 걷기(m)	498~ 603	457~ 580	439~ 562	398~ 535	352~ 494	311~ 466	251~ 402
2분 제자리 걷기(회)	75~107	73~107	68~101	68~100	60~90	55~85	44~72
의자 앉아 앞으로 굽히기 (cm)	−0.5~ +5.0	−0.5~ +4.5	−1.0~ +4.0	−1.5~ +3.5	−2.0~ +3.0	−2.5~ +2.5	−4.5~ +1.0
등 뒤로 손 닿기(cm)	−3.0~ +1.5	−3.5~ +1.5	−4.0~ +1.0	−5.0~ +0.5	−5.5~ +0.0	−7.0~ −1.0	−8.0~ −1.0
2.4m 왕복 걷기(초)	6.0~ 4.4	6.4~ 4.8	7.1~ 4.9	7.4~ 5.2	8.7~ 5.7	9.6~ 6.2	11.5~ 7.3

출처: Roberta E Rikli and C. Jessie Jones, Senior Fitness Test Manual, 2nd ed.

표 11 연령대별 표준 수행 범위 점수(남성)

검사항목	60~64	65~69	70~74	75~79	80~84	85~89	90~94
30초 의자에서 일어 섰다 앉기(회)	14~19	12~18	12~17	11~17	10~15	8~14	7~12
30초 아령 들기(회)	16~22	15~21	14~21	13~19	13~19	11~17	10~14

검사항목	60~64	65~69	70~74	75~79	80~84	85~89	90~94
6분 걷기(m)	557~672	512~640	498~621	429~585	407~553	347~521	279~457
2분 제자리 걷기(회)	87~115	86~116	80~110	73~109	71~103	59~91	52~86
의자 앉아 앞으로 굽히기 (cm)	-2.5~+4.0	-3.0~+3.0	-3.0~+3.0	-4.0~+2.0	-5.5~+1.5	-5.5~+0.5	-6.5~+0.5
등 뒤로 손 닿기(cm)	-6.5~+0.0	-7.5~+1.0	-8.0~+1.0	-9.0~+2.0	-9.5~+2.0	-9.5~-3.0	-10.5~-4.0
2.4m 왕복 걷기(초)	5.6~3.8	5.9~4.3	6.2~4.4	7.2~4.6	7.6~5.2	8.9~5.5	10.0~6.2

출처: Roberta E Rikli and C. Jessie Jones, Senior Fitness Test Manual, 2nd ed.

나이에 따른 감소가 있음에도 불구하고 SFT에서는 60세부터 94세까지 5년 단위로 기능적 이동성과 체력을 유지할 수 있는 기능적 체력 기준 점수를 아래 표와 같이 제공하고 있다.

표12 노인을 위한 기능적 체력 기준 점수

검사항목	연령 그룹						
	60~64	65~69	70~74	75~79	80~84	85~89	90~94
의자에서 일어섰다 앉기(30초간 횟수)							
여성	15	15	14	13	12	11	9
남성	17	16	15	14	13	11	9
아령 들기(30초간 횟수)							
여성	17	17	16	15	14	13	11
남성	19	18	17	16	15	13	11

검사항목	연령 그룹						
	60~64	65~69	70~74	75~79	80~84	85~89	90~94
6분 걷기(m)							
여성	571	553	530	503	466	420	366
남성	621	594	567	530	484	429	366
2분 제자리 걷기(회)							
여성	97	93	89	84	78	70	60
남성	106	101	95	88	80	71	60
2.4m 왕복 걷기(초)							
여성	5.0	5.3	5.6	6.0	6.5	7.1	8.0
남성	4.8	5.1	5.5	5.9	6.4	7.1	8.0

출처: Roberta E Rikli and C. Jessie Jones, Senior Fitness Test Manual, 2nd ed.

2. 노인 운동프로그램의 구성원리

한 종류의 신체활동 프로그램이 모든 노인들에게 일률적으로 맞는 것은 아니다. 노인들을 위해 최근 권장되는 효과적인 신체활동 프로그램은 심폐지구력, 근육기능(근지구력, 근력), 평형성, 기동성과 유연성 등의 요소를 갖춘 동작들로 구성되어 있다. 이러한 요소들이 과거의 경험이나 나이와 상관없이 성공적인 노화를 이끌어 낼 수 있는 일상생활을 위한 필요한 요소라는 점이 노인들과 신체활동에 관해 지금까지의 연구 성과에서 밝혀진 사실이다.

2010년부터 ACSM에서 'Exercise is Medicine(운동은 약이다)'라는 캠페인을 진행하고 있다. 이 캠페인은 개개인뿐 아니라 의료계를 포함하여 건강과 웰리스(wellness)에 중요한 부분으로 노인을 포함한 모든 연령층에 신체활동과 운동의 중요성을 인식하자고 촉구하는 것이다.

신체활동에 대한 태도변화에서 의미있는 결실은 수십 년 전 영국 버스 운전자들을 대상으로 실시한 연구에서도 밝혀진 바 있다. 1953년에 발표된 연구에 따르면 하루에 600개의 계단을 오르는 운전자들이 하루 중 90% 정도 앉아서 시간을 보내는 운전자들보다 심장마비가 절반 이하로 발병했다. 심장관련 질병의 감소뿐 아니라 다른 질병의 표준 치료 및 관리에도 정기적인 신체활동이 포함되어야 한다고 보고되고 있다.

운동프로그램은 준비운동, 본운동(심폐지구력, 근력, 스포츠활동 등), 정리운동과 유연성 운동으로 구성되어야 한다. ACSM 가이드라인에 따르면, 준비운동과 정리운동은 5~10분 정도가 적당하며 20~60분 정도의 본운동과 10분 정도의 유연성 운동을 권장하고 있다. 대상자의 신체상태에 따라 준비운동을 좀 길게 하는 것도 좋다. 시간의 제약으로 인해 준비운동, 정리운동, 유연성 운동이 생략되는 경우가 종종 있는데 이는 노인들의 안전과 웰빙을 위해 바람직하지 않다.

본운동에서는 'FITT'원리인 빈도(Frequency), 강도(Intensity), 시간(Time/duration), 운동의 종류(Type of exercise)를 따르는 것이 좋다. FITT원리에 따라 나이에 맞춘 프로그램 구성이 아니라 노인 개개인의 체력 수준에 적절한 프로그램 구성이 이루어져야 한다.

특히 노인들에게 운동 강도는 중요한 부분인데 만성질환으로 인해 복용하고 있는 약물이 운동 심박수에 영향을 미칠 수 있기 때문이다. 많은 운동 종류에서 적용가능하며 쉽게 운동강도를 측정할 수 있는 Borg의 눈금 1에서 눈금 10까지의 자각 인지도(RPE: Rating of Perceived Exertion)를 사용하는 것이 편리하다. 눈금 0인 경우 앉아 있는 정도의 강도이고 10인 경우 체력을 모두 소진하였을 때를 말한다(표 13 참조). 운동의 중강도는 눈금에서 5에서 6인 수준이며 고강도는 눈금 7 또는 그 이상의 경우이다. 노인들은 운동프로그램을 시작하기 전 운동 강도를 인지하고 교육받아야 한다. 사전 인지와 교육을 통해 운동 효과는 커지고 안전사고의 위험은 줄어든다.

표 13 자각적 운동강도(0~10)(point category ratio scale(CR-10) of perceived exertion)

0	전혀 힘들지 않은 상태
0.5	겨우 인지할 정도
1	아주 약한 정도
2	약한 정도
3	중간 정도
4	어느 정도 강한 정도
5	강한 정도
6	
7	아주 강한 정도
8	
9	
10	매우 강한 정도
*	최고 수준

출처: American College of Sports Medicine(2010). ACSM's Guidelines for Exercise
Testing and Prescription(8th ed.)

01 미국스포츠의학회(ACSM)의 노인신체활동 지침

다음에서는 미국스포츠의학회(ACSM)의 권고를 바탕으로 일반적인 노화 과정을 경험하는 노인으로서, 급성 또는 만성 질환 때문에 일상생활에서 신체활동이 불가능하지 않은 노인들을 위한 운동프로그램 원리를 설명하고자 한다.

• 심폐지구력 운동

노인 사망의 원인으로 암, 뇌혈관 질환과 함께 심장 질환이 차지하는 비율이 낮지 않다. 그런 까닭에 운동프로그램에서 심장의 건강을 유지하는 것은 중요한 목표가 된다. 미국스포츠의학회(ACSM)에서는 심폐지구력 운동을 자연스런 리듬과 신체 대근육의 지속적인 움직임으로 정의하고 있다. 심폐지구력 운동은 심장 질환뿐 아니라 제2형 당뇨나 특정 암의 위험을 줄일 수 있다.

과거, 운동을 전혀 하지 않은 노인인 경우 프로그램의 진도는 천천히 실행되어야 한다. 운동 적응단계를 거치기 위해 처음 2주부터 6주 사이에는 낮은 강도로 시작하여 상해에 대한 위험을 최소화한다. 다음 단계(최대 6개월)에서는 강도와 시간을 점차 늘린다. 시간의 증가는 노인인 경우 일반적으로 3~4주 주기로 5분씩 늘려주는 것이 안전하며 강도는 적절한 수준에서 조절하면 된다. 마지막 단계에서는 건강과 체력을 유지하는 단계로 장기간 참여하고 있는 운동이 지속될 수 있도록 돕는 것이 중요하다.

• 빈도 중간도 활동을 하루 10분 이상 지속하여 최소 30분 또는 최대 효과를 얻으려면 60분 정도 실행해야 한다. 주당 운동시간을 합산

하여 150~300분 정도 실행하면 된다. 고강도 활동일 경우, 하루 최소 20~30분이며 주당 75~150분 정도 실행한다.

- **강도** 자각적 운동강도(0~10)에 따라 중강도는 눈금 5~6사이이며 고강도는 눈금 7~8 사이이다.
- **시간** 10분 이상의 중간도 활동일 경우 최소 30분이며 고강도 활동일 경우 하루 최소 20분을 유지한다.
- **운동 종류** 과도한 정형외과적 스트레스를 받지 않는 모든 활동. 걷기가 가장 일반적인 활동이다. 체중 부하에 자유롭지 못한 노인의 경우 수중운동이나 좌식 자전거 등을 활용한다. 특히 수중 운동의 경우 무릎이나 엉덩이부위의 골관절염을 가진 노인의 심폐지구력뿐만 아니라 하지근력 및 운동 범위 향상을 효과를 얻을 수 있다는 연구 결과가 밝혀졌다.

- **근력 운동**

노화가 진행되면 근력은 점차적으로 감소한다. 특히 하체 근력은 40세 이후부터 감소하며 65세 이후에는 급속도로 감소한다. 근력운동은 어떠한 운동이든지 근육이 저항에 대항하여 개체를 이동하기 위해 비교적 큰 힘을 발휘하는 경우이다. 제자리에 물체를 고정하거나, 개체가 원래의 위치로 다시 돌아가려는 속도를 얼마나 빨리 제어할 수 있느냐를 모두 포함한다.

- **빈도** 가슴, 어깨, 배, 등, 엉덩이, 다리와 팔의 근육 부위를 적어도 48시간의 간격을 두고 일주일에 적어도 2회 실시한다. 근력 운동 후 근육은 하루 동안의 회복이 필요하기에 일주일에 2~3일을 권장하며 매일 실시할 경우 근육 부위별로 트레이닝함으로써 근육이 회복할 수 있는 시간을 부여한다.

- **강도** 자각적 운동강도(0~10)에 따라 중강도 눈금 5~6사이 또는 고강도 눈금 7~8사이로 이어서 8~12회 실시한다.
- **시간** 8~12회를 한 세트로 2~3세트를 목표로 삼고 점차 세트를 늘려간다.
- **운동 종류** 덤벨이나 기구를 이용한 점진적 웨이트 트레이닝 프로그램, 탄력밴드나 튜브를 이용한 프로그램, 층계 오르기 등의 활동이 여기에 포함된다.

• 평형성 운동

평형성은 고정적인 자세나 움직이는 자세 등, 신체 움직임의 조절 유지에 따른 능력이라고 정의할 수 있다. 평형성 운동에서는 자세에 대한 뛰어난 감각 정보가 움직임과 함께 빠르게 통합되어야만 한다. 평형성은 노화에 따른 변화인 감각입력의 감소, 운동 능력, 의식의 변화 등에 따라 영향을 받는다. 파킨스 병·고혈압·전정 장애 등의 질환과 약물의 부작용 때문에 평형성이 감퇴되기도 한다. 전문가들은 특히 낙상의 경험이 많은 노인, 이동에 문제가 있는 노인, 그리고 기능의 감소를 경험하는 노인들에게 평형성 운동을 권장하고 있다.

- **빈도** 일주일에 2~3회 실시하되 개인의 체력 및 요구에 따라 원하는 만큼 실시하여도 무방하다.
- **강도** 균형성 운동의 강도에 관한 세부적 지침은 없다.
- **운동 종류** 지면의 지지를 점차적으로 줄일 수 있는 동작, 중력중심을 동요하게 하는 역동적 동작, 자세에 필요한 근육에 스트레스를 줄 수 있는 동작, 감각 입력을 줄일 수 있는 다양한 동작들이 있다.
- **주의사항** 가능하다면 개인마다 자신의 알맞은 도전 수준을 인지하여 모니터링하고, 이와 동시에 낮은 단계의 균형성 능력이 숙달되지

않으면 고난도의 균형성 운동을 실시하지 않도록 주의해야 한다. 또한 안전을 위하여 지지가 필요한 경우 의자, 벽, 또는 안정적인 사람이나 물체의 지지를 받도록 해야 한다.

균형 운동에 대한 사실

① 언제 균형 운동을 해야 하나요?

▶ 현재까지 균형운동에 대한 세부지침이 구체적으로 정립되어 있지는 않다. 그러나 균형감과 관련된 동작들을 일상생활에 결합시키는 동시에 균형감을 증진시킬 수 있는 프로그램을 일주일에 2~3회 수행할 것을 장려한다.

② 노인들은 균형감을 높이기 위한 신체활동을 어떻게 시작해야 하나요?

▶ 설거지나 양치질을 하는 동안 한 발을 들고 각각의 행동을 수행하는 등 균형 운동의 동작들을 쉽게 일상생활의 활동에 도입하여 시작할 수 있다.

• 유연성 운동

유연성 운동이나 스트레칭은 구체적인 신체의 자세 또는 근육과 관절 주위의 힘줄을 늘어나게 함으로써 가동범위를 증대시킬 수 있는 움직임들로 구성된다. 어떤 부위의 스트레칭이든 고통이 가해지지 않는 중강도 수준으로 실시하는 것을 권장하고 있다. 미국스포츠의학회의 권장에 따르면 신체의 주요 근육, 예를 들어 상체와 하체, 등, 어깨, 목, 엉덩이, 다리, 골반을 중심으로 유연성 운동을 실시하되 스트레칭의 자세는 개인의 선호와 신체 상태에 따라 선 자세, 의자나 바닥에 앉은 자세, 바닥에 누워서 실시할 수 있다. 유연성 운동은 주요 운동프로그램으로 삼기보다 복합 운동프로그램의 일부로 포함시키는 것이 바람직하다.

- **빈도** 일주일에 적어도 2~3회 이상
- **강도** 자각적 운동강도(0~10)에 따라 중강도는 눈금 5~6사이
- **시간** 10분 정도로 정적인 스트레칭 동작을 15~60초 정도 유지하며 한 세션을 적어도 4회 정도 실시한다.
- **운동 종류** 각각 주요 근육을 늘어나게 할 수 있는 정적인 동작으로 유연성을 유지하거나 증가시키는 활동이다.

지금까지 설명한 4가지 요소(심폐지구력, 근력, 평형성, 유연성)를 모두 포함하여 효과적인 복합 운동프로그램을 개발하는데 주로 개인이 아닌 그룹에 중점을 두는 경우가 많다. 대부분의 복합 운동프로그램은 준비운동, 본 운동, 정리운동프로그램 안에 심폐지구력, 평형성, 근력, 유연성의 요소들이 자연스럽게 녹아들어 갈 수 있도록 구성하고 있다.

운동을 처음 시작하는 노인이나 관절염이나 심장 질환 같이 만성 질환이 있는 노인인 경우, 준비 운동이나 정리 운동의 시간을 운동에 경험이 있고 건강한 노인들보다 많이 확보해야 한다. 아래 제시한 프로그램 형식은 노인들 중 대부분 독립적인 삶이 가능한 노인들로서 운동 강도의 적정 수준을 스스로 결정할 수 있는 경우를 기준으로 삼은 것이다. 90분인 복합 운동프로그램 형식의 예는 표 14와 같다.

표 14 복합 프로그램 구성 시간 배분의 예

운동 요소		시간(분)
준비운동		15분
본 운동	심폐지구력	25분
	근력	25분
정리운동	평형성	10분
	유연성	15분

　　운동프로그램은 노인 개개인의 건강 상태, 체력 수준, 개인적 목표 및 의지, 운동에 대한 반응 등을 고려하여 선택하거나 구성한다. 노인들이 모든 종류의 운동프로그램에 참여해도 좋지만 개인마다 필요한 기능이나 요소에 부합하는 운동프로그램에 참여하도록 하는 것이 바람직하다. 중요한 점은 운동을 전혀 하지 않는 것보다 어느 정도 운동을 하는 것이 좋지만 권장하는 운동량에 부합하거나 그 이상을 수행했을 경우 건강상 상당한 혜택을 볼 수 있다는 점을 유념할 필요가 있다. 너무 강도 높은 운동량을 지속했을 경우 오래 지속하지 못할 가능성도 염두에 두어야 한다. 따라서 개인에 맞는 운동의 종류, 강도, 시간 등은 규칙적인 운동 습관을 통해 점차 알아나가는 것이 중요하다.

02 기본 전신운동(Basic Total Exercise) 사례

▶ 노화와 비활동적인 생활 습관은 고혈압, 심혈관질환, 당뇨병 등의 만성질환뿐만 아니라 낙상 등의 사고로부터 장애로까지 이어질 수 있다. 이렇게 되면 일상생활에서 기능적인 면의 상실과 함께 독립적인 삶이 불가능해진다.

▶ 기본 전신운동은 신체 기능의 쇠퇴를 예방하고 낙상의 위험에서 벗어날 수 있도록 노인에게 필요한 상·하체 근지구력, 심폐지구력, 유연성 및 평형성의 요소들을 담은 간단한 동작들로 구성되었다.

▶ 기본 전신운동은 경로당에서 대부분 시간을 보내는 노인들 중 허약한 노인들도 천천히 따라할 수 있도록 쉬운 동작들로 이루어져 있다. 경우에 따라서는 30분에서 1시간 정도의 신체활동 프로그램으로 활용될 수 있으며 선 자세와 앉은 자세에서 모두 수행할 수 있다.

신체활동을 중지해야 할 때

① 가슴, 목, 어깨, 팔에 고통이나 압박이 느껴질 때
② 어지럼증이 느껴지거나 복통이 일어났을 때
③ 식은땀이 날 때
④ 근육의 경련이 났을 때
⑤ 관절, 발, 발목, 또는 다리에 심한 통증이 느껴질 때

1. 호흡하기(4~6회)

바른 자세로 앉아 팔을 크게 벌려 숨을 들이마신 후 팔을 안으로 오므리면서 숨을 내쉰다.

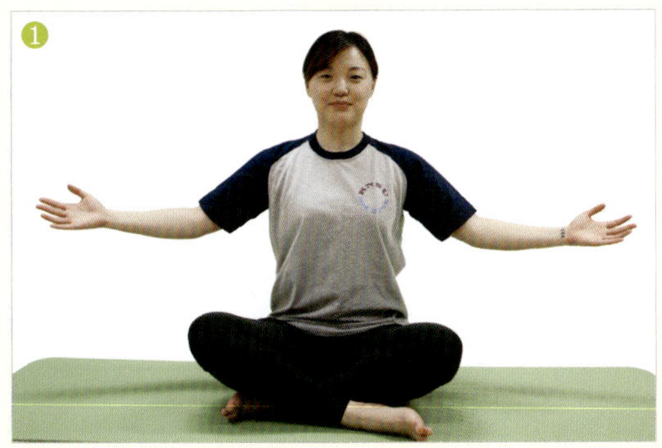
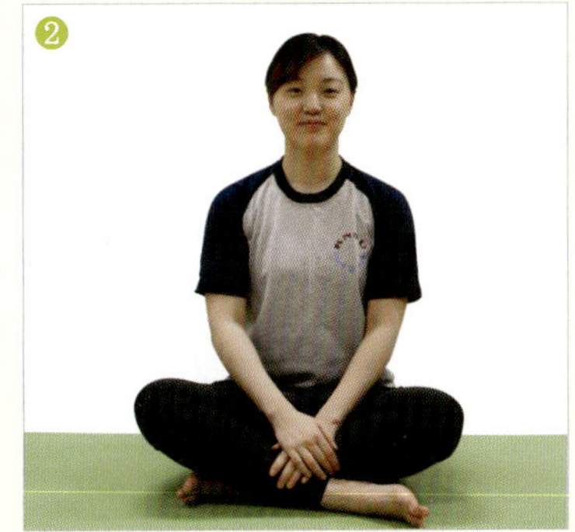

2. 박수치기(8~12회)

최소 8회에서 최대 12회 박수를 친다.

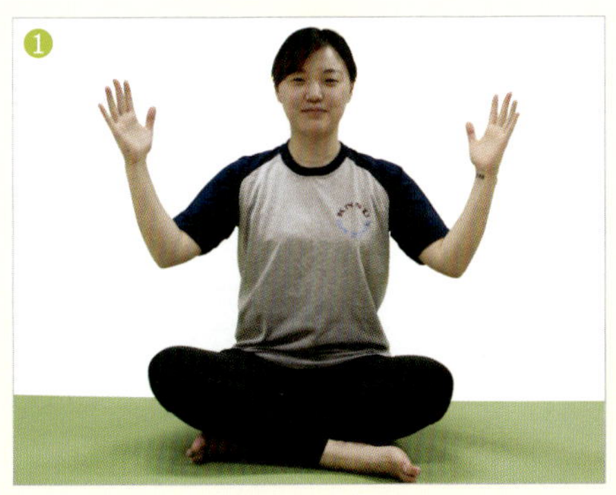
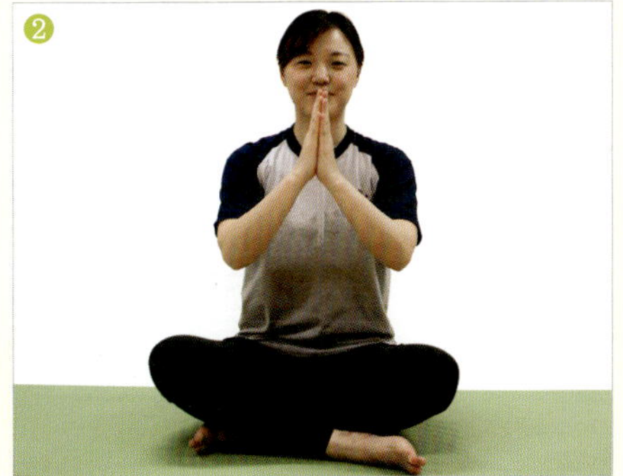

3. 손 쥐었다 펴기 (8~12회)

편안히 앉은 자세에서 주먹을 꼭 쥐었다가 펴주는 손 동작을 반복한다.

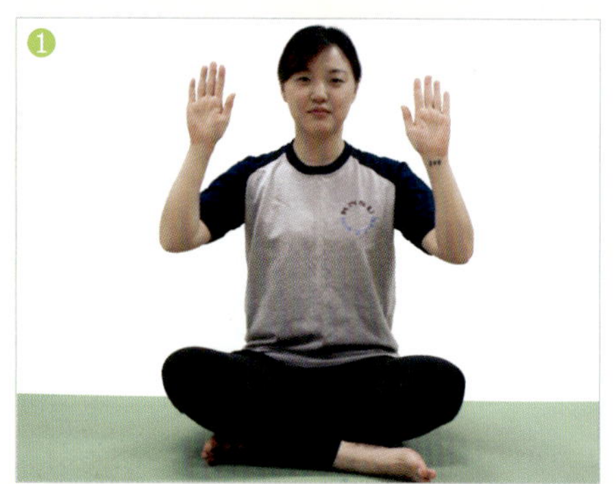
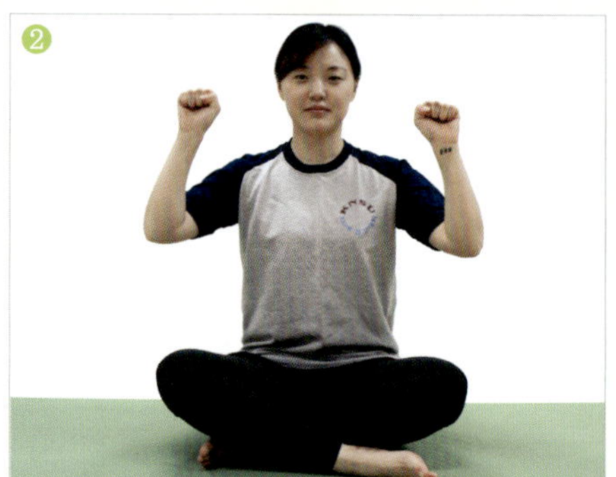

4. 손 털기 (8~12회)

손을 위에서 아래로 힘을 빼고 털어준다.

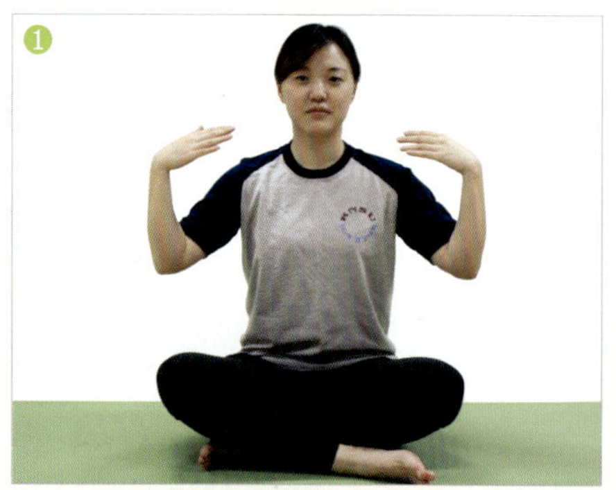
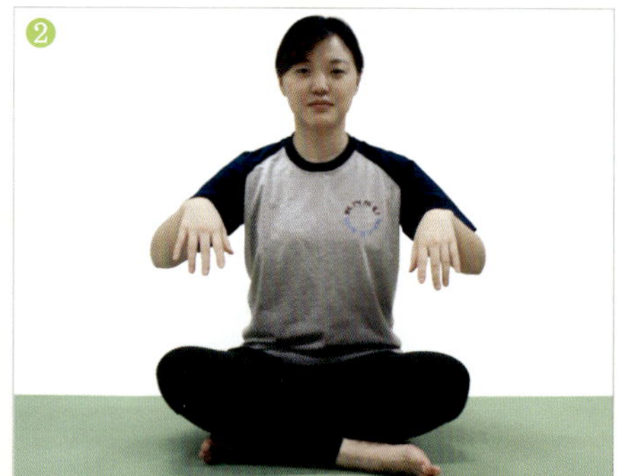

5. 손가락 오므렸다 펴기(8~12회)

편히 앉은 자세에서 양손을 어깨높이로 든 상태를 유지하면서 손가락을 완전히 폈다가 오므리는 동작을 반복한다.

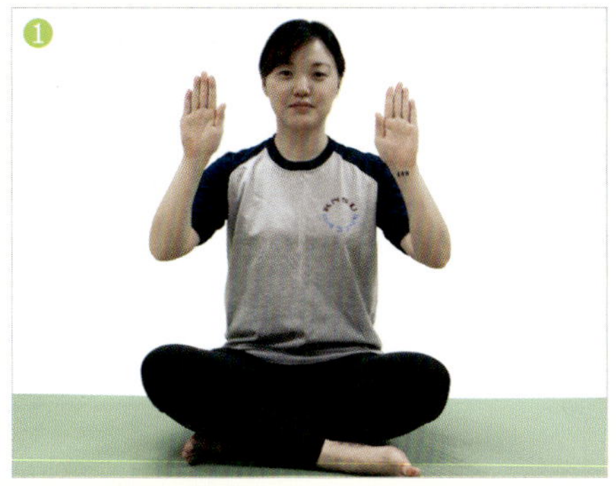
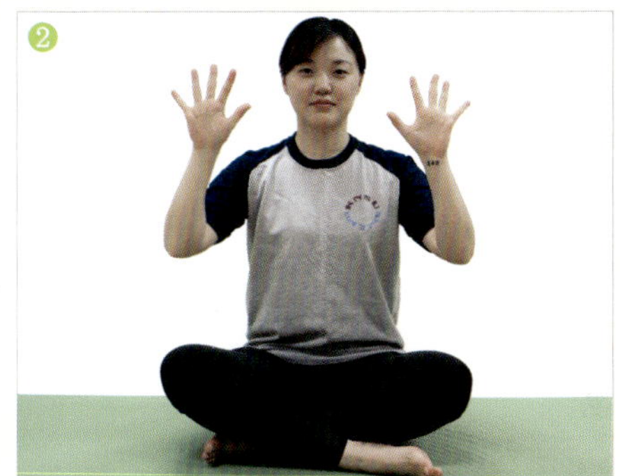

6. 다리 풀기(8~12회)

양 다리를 일자로 쭉 뻗어 다리를 흔들며 털어주는 동작을 반복한다(벽에 등을 기대거나 양손을 등 뒤 바닥에 짚고 시행 가능).

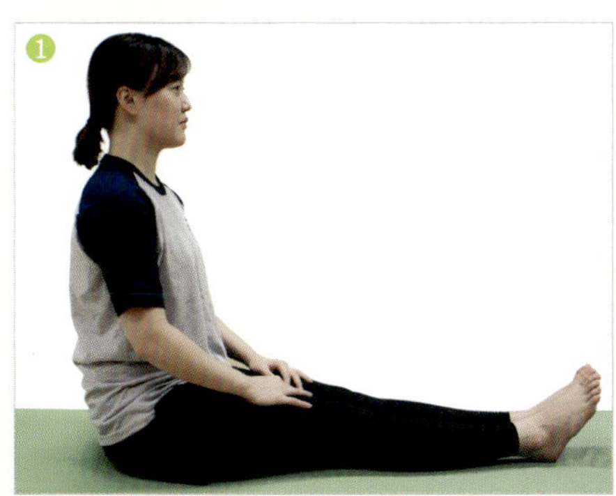
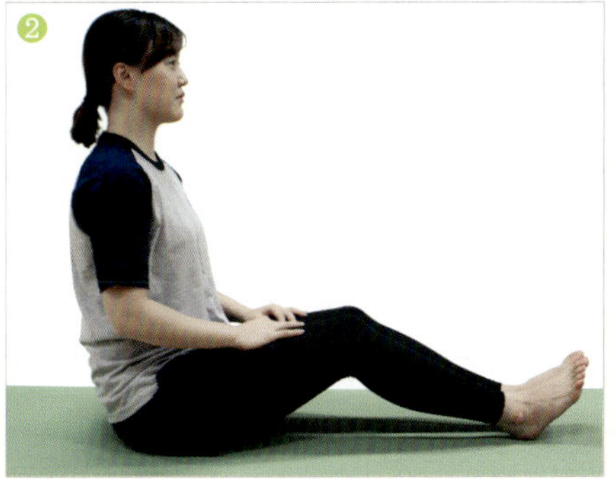

7. 목 스트레칭 1(5~10초)

목을 좌우로 스트레칭한다.
목이 가는 반대쪽 어깨가 올라가지 않
도록 다리를 살짝 잡아준다(양쪽 시행).

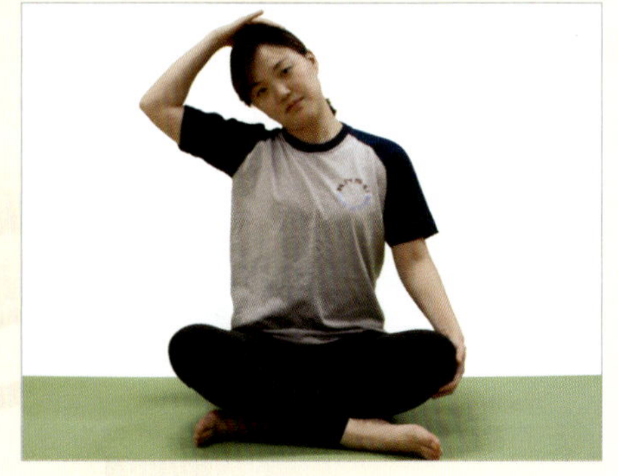

8. 목 스트레칭 2(5~10초)

대각선 방향으로 하늘을 바라보면서 턱
을 위로 당겨준다(양쪽 시행).

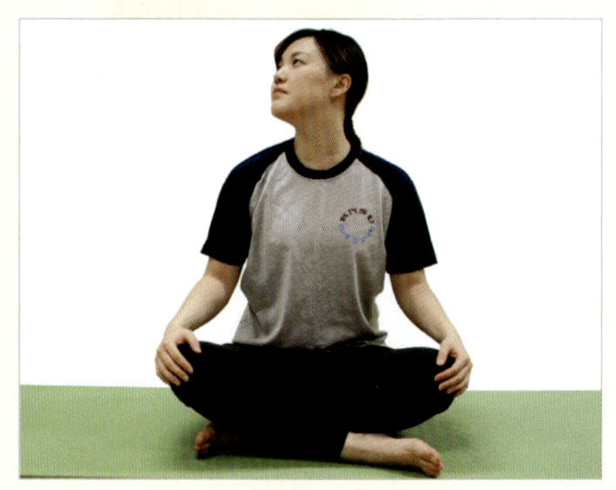

상해 예방법

① 식사량이 많은 식사 후 고강도 신체활동은 최소 2시간이 경과한 다음 실시
한다.
② 행동에 자유롭도록 신체활동에 맞는 신발과 편한 의상을 선택한다.
③ 신체활동을 시작하기 전에는 반드시 낮은 강도의 준비운동을 실시한다.
④ 신체활동을 시작하기 전후에, 그리고 중간 중간에 물을 마신다.
⑤ 실외에서 신체활동을 할 경우 날씨, 교통안전, 바닥 표면의 미끄러움 등 주
변의 여러 상황을 고려한다.

9. 어깨 올렸다 내리기(8~12초)

어깨에 힘을 주어 올렸다 내리기를 반복한다.

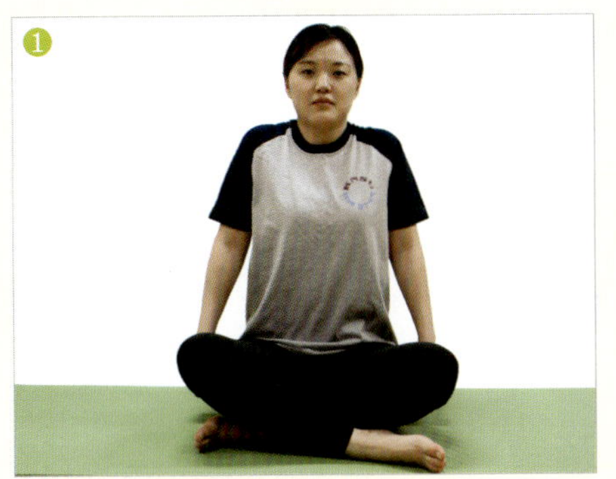
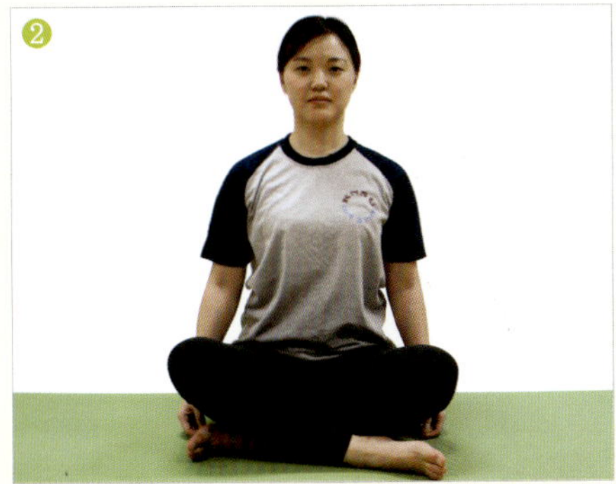

10. 어깨 돌리기(앞으로 4회, 뒤로 4회)

어깨에 힘을 빼고 천천히 크게 앞으로 4번, 뒤로 4번 돌린다.

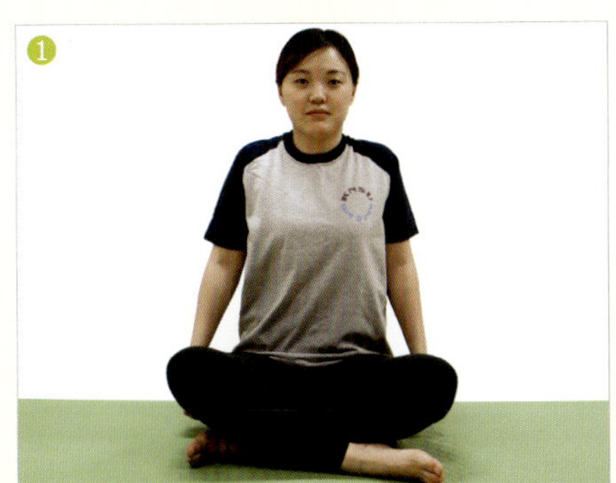
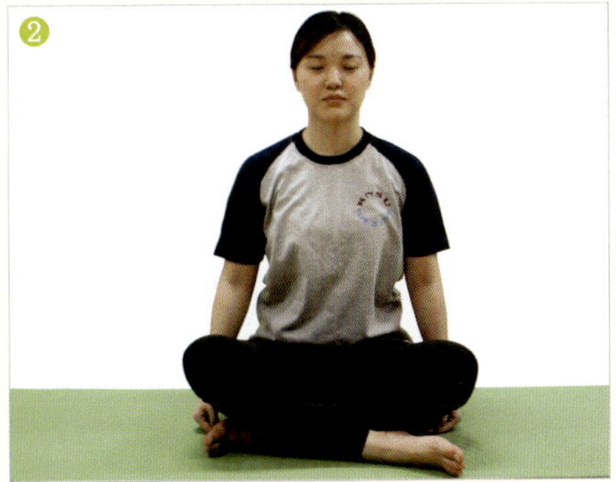

11. 팔 사방 뻗기(오른쪽 2회, 왼쪽 2회 같이 4회)

한쪽 팔을 뻗어 앞으로, 위로, 옆으로, 아래로 돌아가며 뻗어준다.

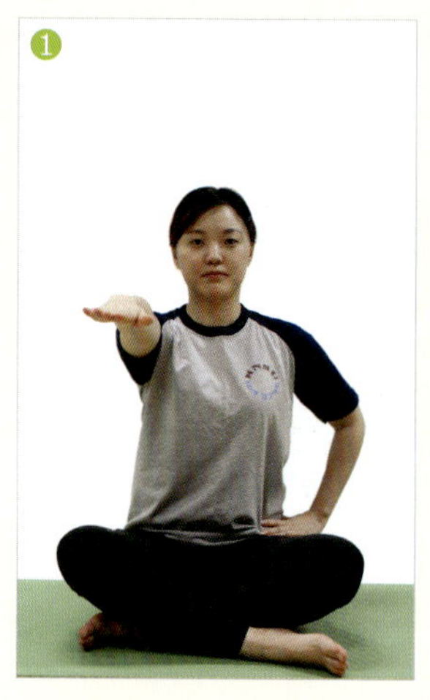 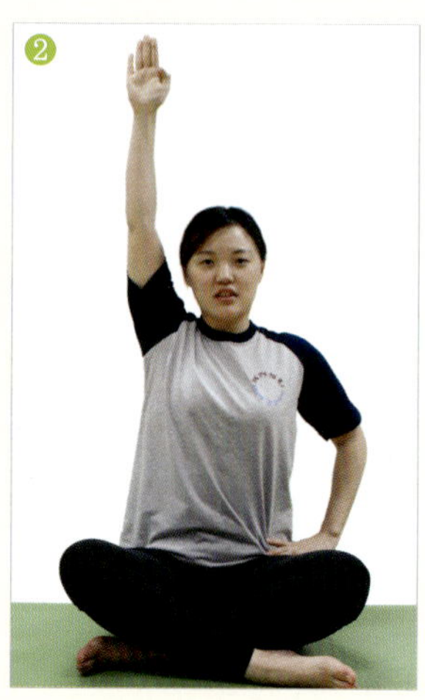 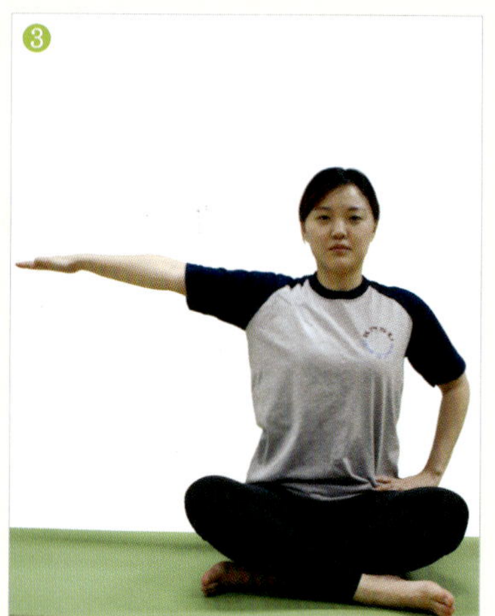

12. 나비 날개(앞으로 4회, 위로 4회)

바른 자세로 앉아 팔을 옆으로 크게 벌렸다가 오므리며 박수를 친다.

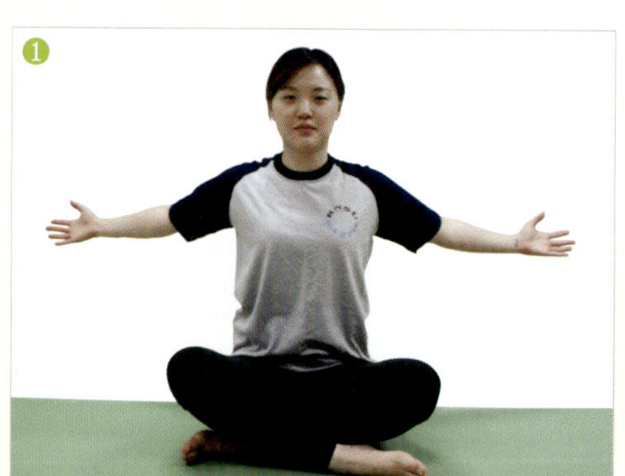 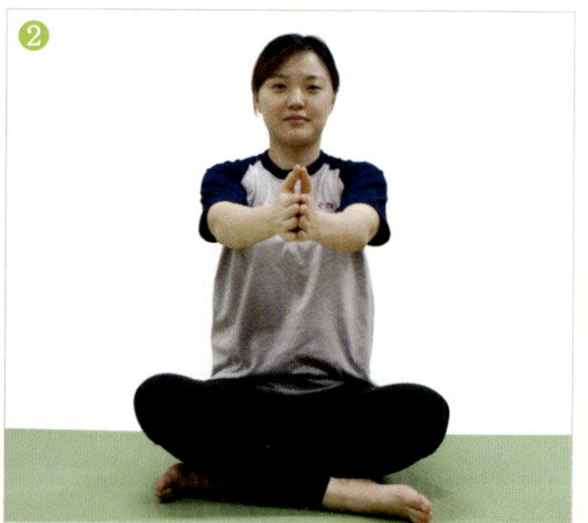

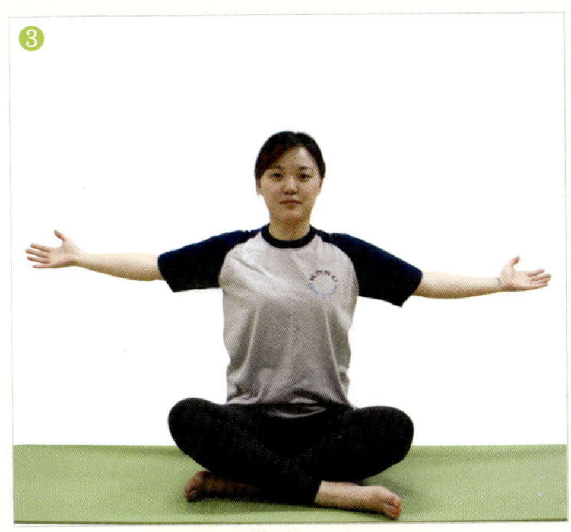 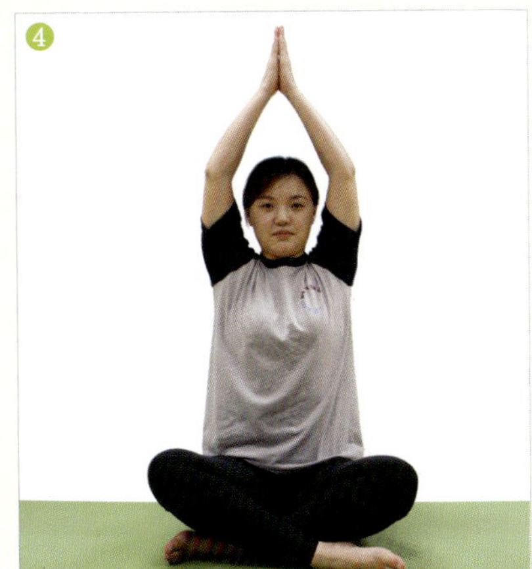

13. 옆구리 늘리기(최소 6초~12초)

양손 위로 뻗어 상체를 옆으로 기울인다(양쪽 시행).

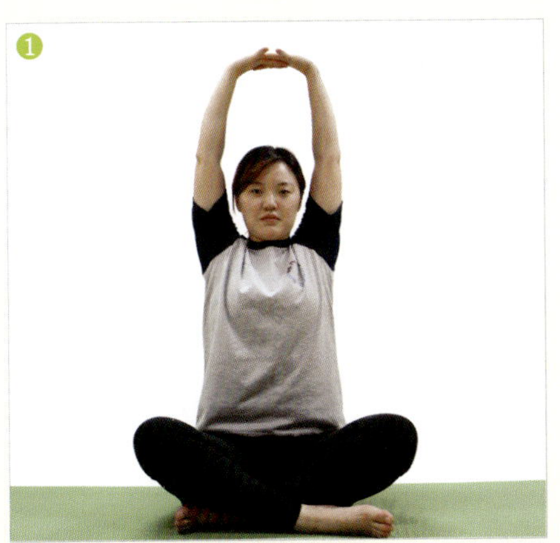 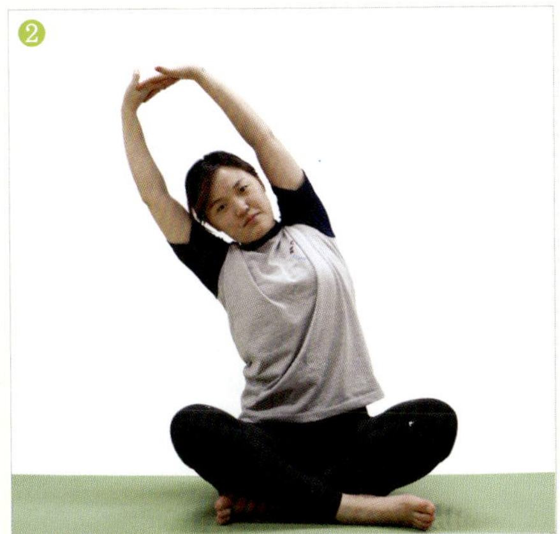

14. 허리 비틀기 1(8~12초)

똑바로 앉아 한쪽 무릎을 90도로 굽힌 다리를 곧게 편 다리 반대로 넘긴다. 시선은 넘어간 다리의 반대편으로 허리를 비튼다(양쪽 시행).

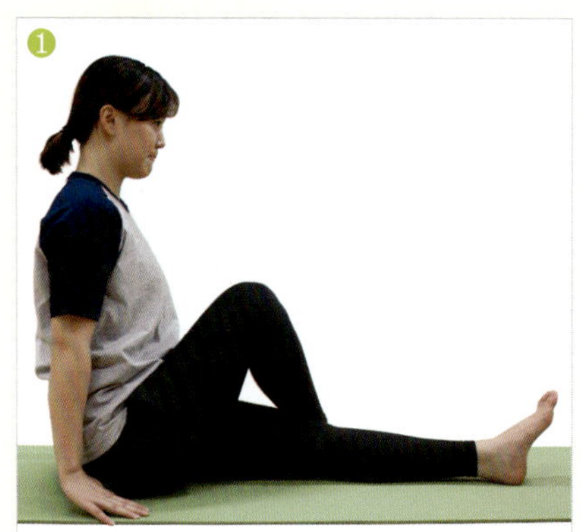
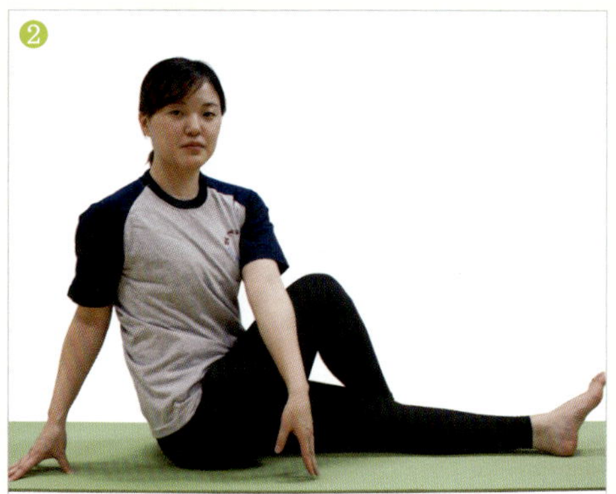

15. 허리 비틀기 2(양쪽 2박자씩 시행)

팔꿈치를 구부리고 허리를 틀어 2박자씩 유지하며 양쪽으로 번갈아가며 시행한다.

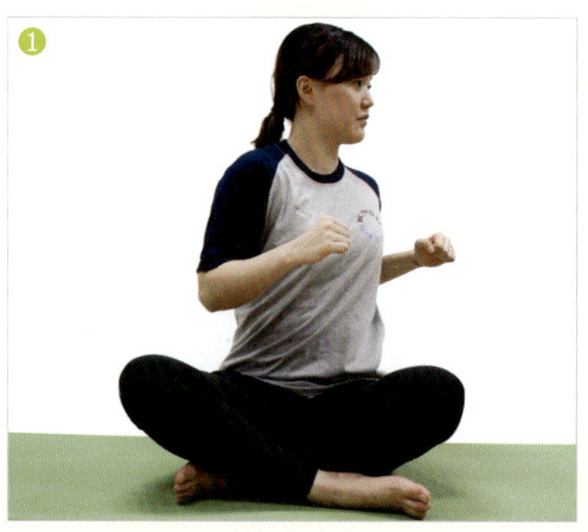
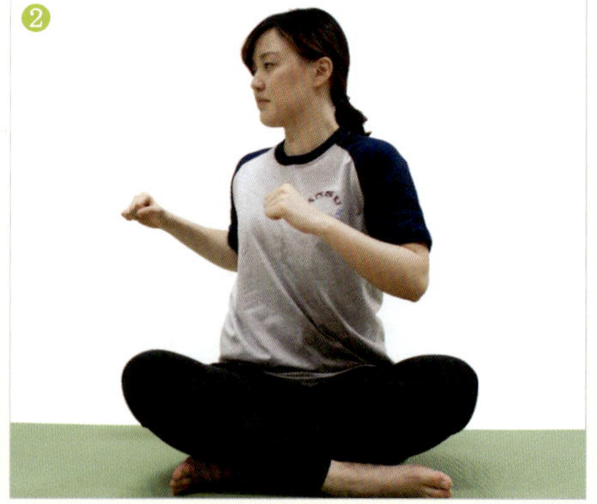

16. 밴드를 이용하여 발목 당겼다 밀기(8~12회)

밴드를 양쪽 발끝에 고정시킨 후, 손으로 잡아 자세를 바르게 하고 발목을 당겼다 밀기를 반복한다.

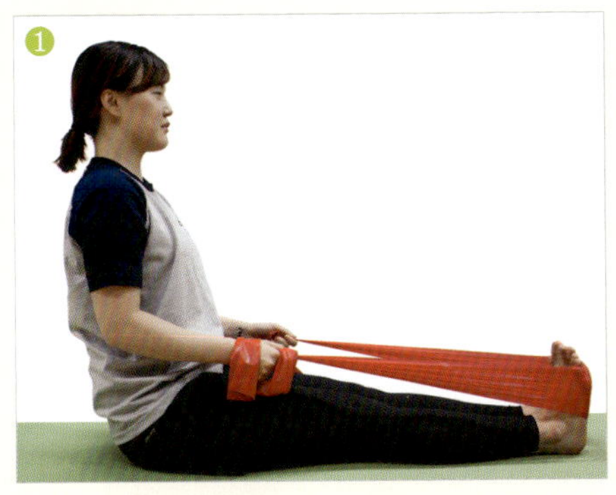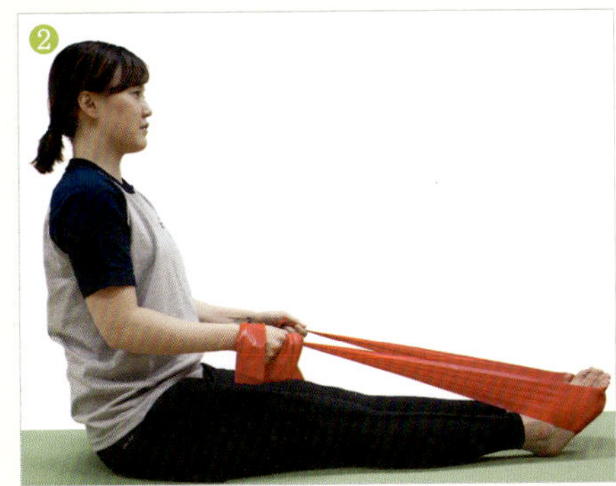

17. 밴드를 이용한 어깨 강화운동 1(8~12회)

밴드를 어깨 너비로 잡고 팔꿈치를 90도로 구부려 옆구리에 붙인 다음 한손을 옆으로 벌려준다(양쪽 시행).

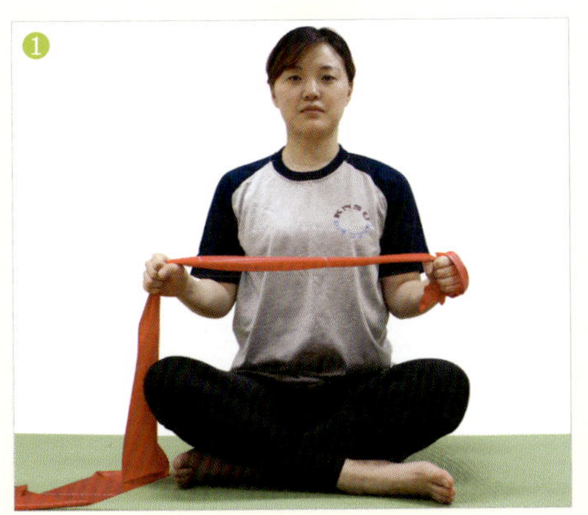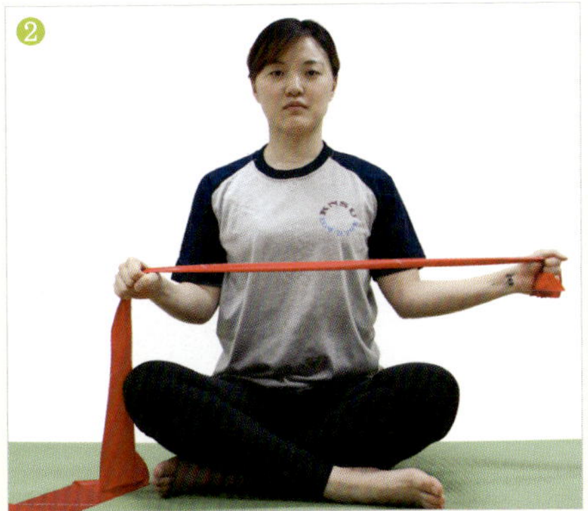

18. 밴드를 이용한 어깨 강화운동 2(8~12회)

밴드를 발로 밟아 고정시킨 후 한 손으로 밴드를 잡고 팔 전체를 이용하여 몸 앞으로, 옆으로 밴드를 끌어올린다(양쪽 시행).

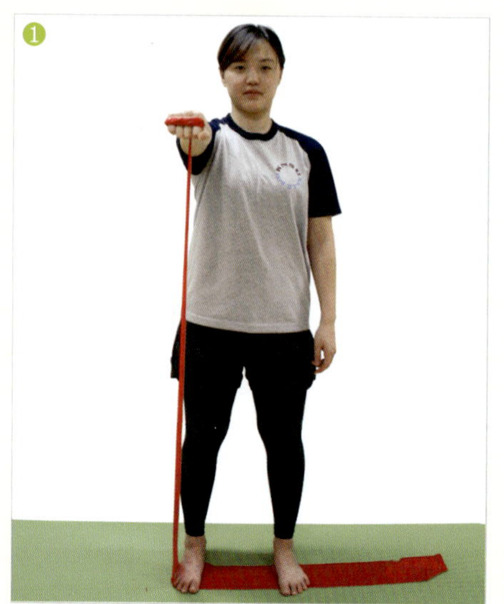

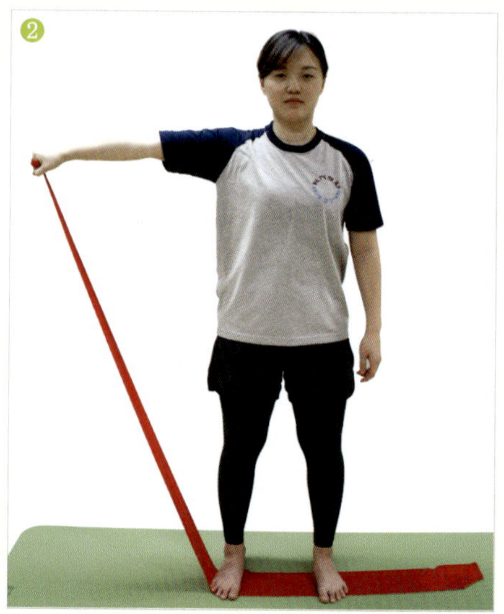

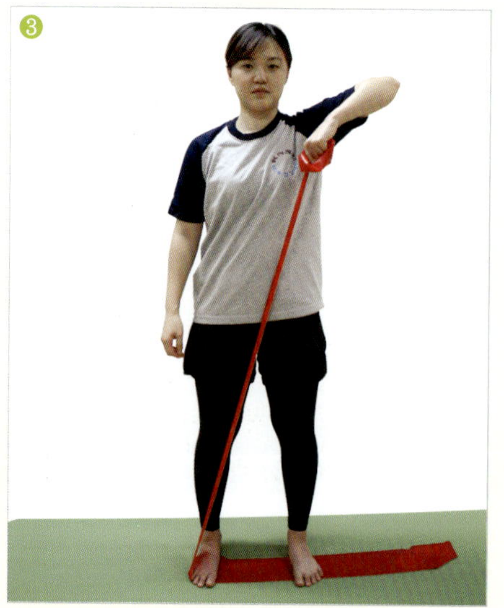

팔꿈치를 이용하여 몸을 가로지르듯이 밴드를 위로 끌어올린다(양쪽 시행).

19. 밴드를 이용한 가슴 강화운동 (8~12회, 앉아서도 가능)

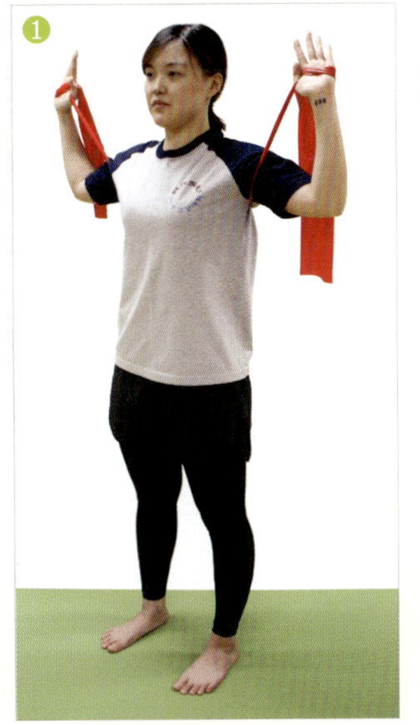 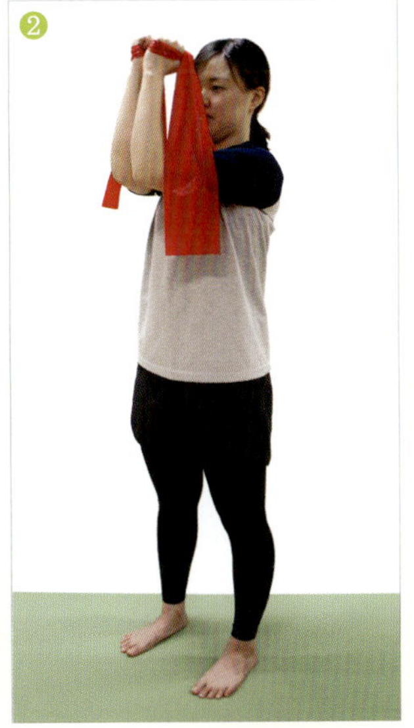

밴드를 등 뒤에 감 싸고 겨드랑이 밑에 끼워서 잡는다. 팔 꿈치를 어깨높이로 수평이 되도록 올린 다음 90도로 접는 다. 팔꿈치를 가슴 안쪽으로 모으고 나 서 다시 펴준다.

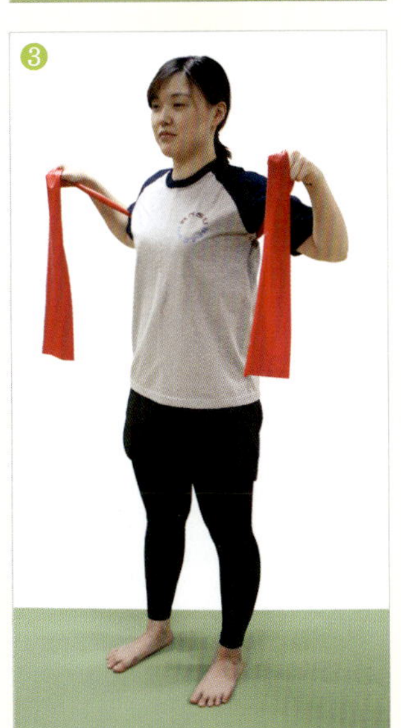 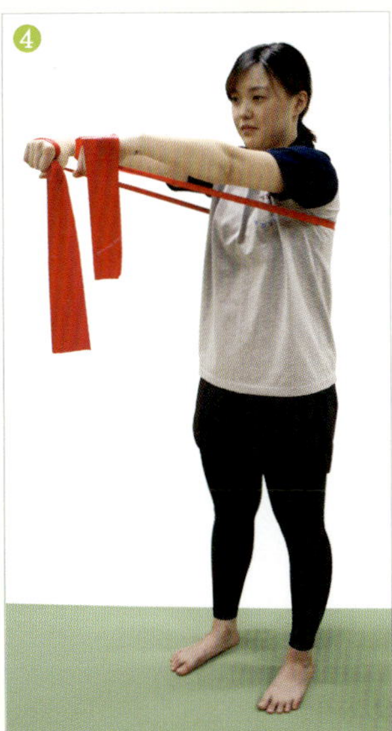

밴드를 등 뒤에 감 싸고 겨드랑이 밑에 끼워서 잡는다. 팔 꿈치를 어깨보다 약 간 아래까지 올린 후 팔을 앞으로 뻗 어준다.

20. 종아리 강화운동 (8~12회)

똑바로 선 자세에서 시행한다. 허리를 반듯이 펴고 다리를 약간 벌린 자세로 선다.

그대로 뒷꿈치를 들어올린 자세를 3초간 유지한다.

균형을 잡기 어려우면 벽에 기대어 실행한다.

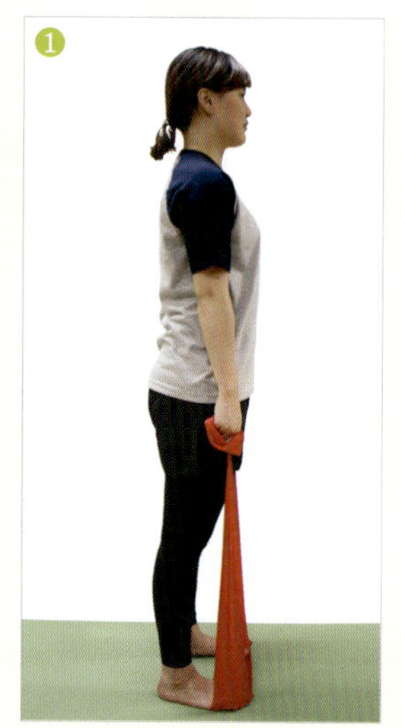
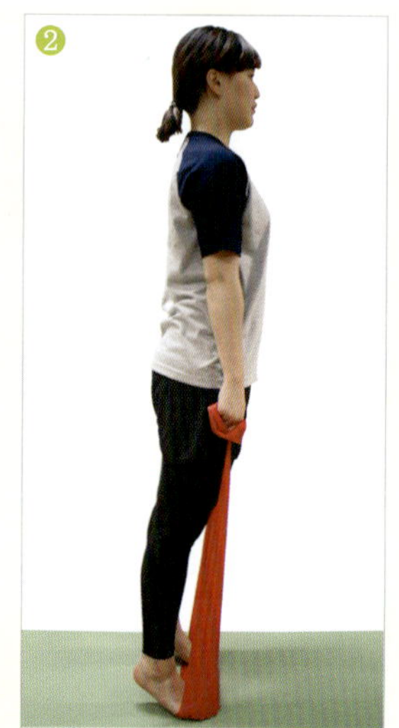

21. 일자 서기 (10~15초 유지)

발을 일자로 만들어 중심을 잡은 후 흔들리지 않게 유지한다(균형감이 떨어지면 벽이나 의자 등을 가볍게 잡고 시행).

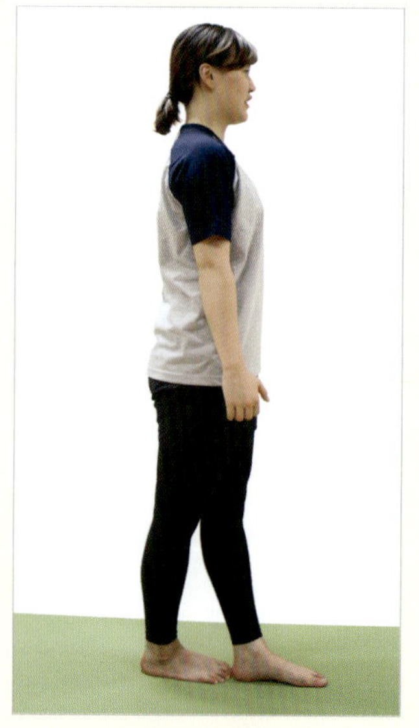

22. 외발서기(10~15초 유지)

한발을 90도 가까이 들은 후 팔을 벌려 중심을 잡고 자세를 유지한다. 이 동작은 가능한 경우에만 시행한다.

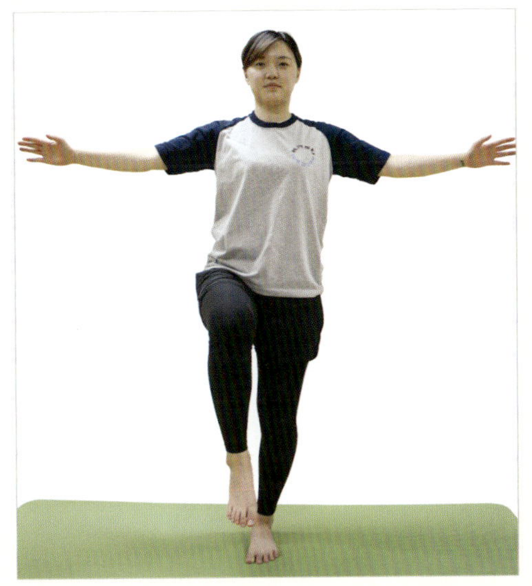

23. 견갑골 스트레칭(8~10초 유지)

팔을 어깨 높이로 올려 'ㄷ'자로 만들고 골반이 돌아가지 않도록 주의하면서 상체를 돌려준다. 이때 어깨에 힘이 들어가지 않도록 주의한다.

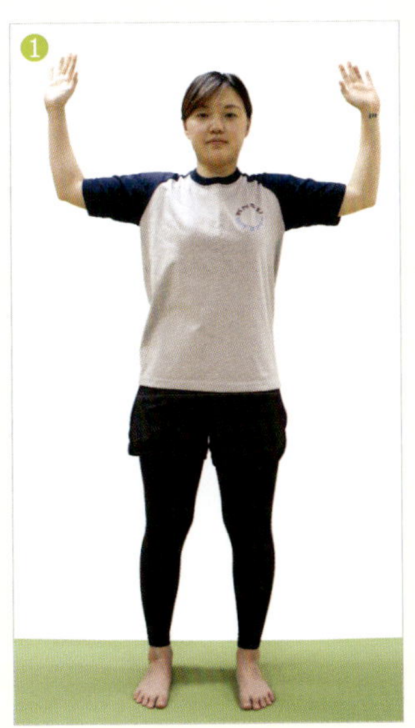

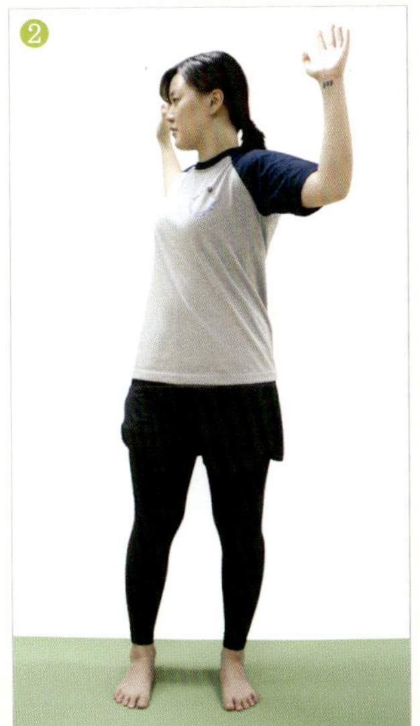

24. 노래에 맞추어 걷기운동(네 박자)

* 일어서서 시행한다. 노인들의 건강상태에 따라 시간을 조절한다.

- 간주 부분에서 가볍게 걷기
- 노래에 맞추어 전후좌우로 반복해서 걷기
- 박수치기
- 반주 부분에서 가볍게 걷기 또는 휴식
- 네 박자로 이루어진 노래활용

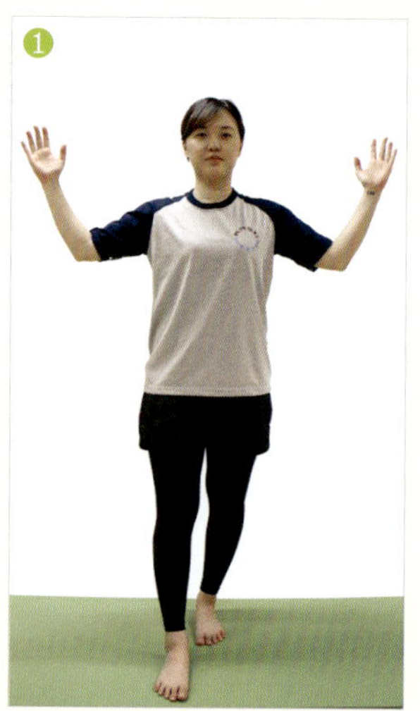
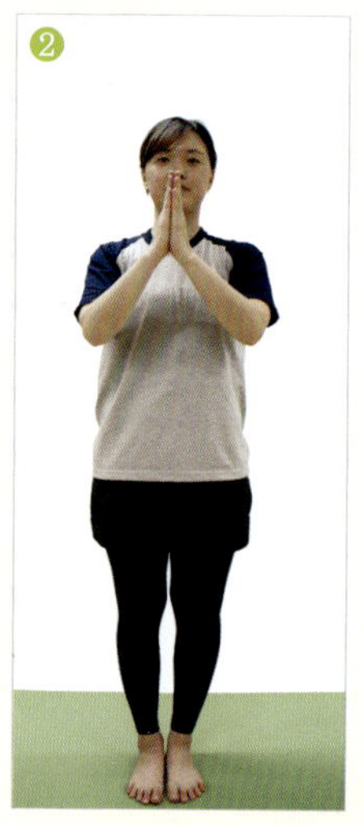
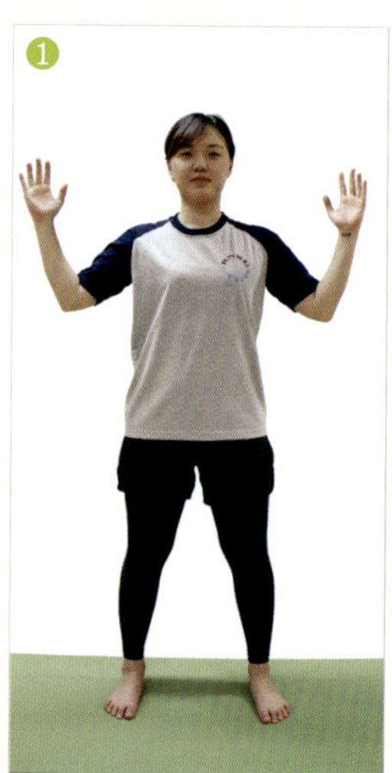
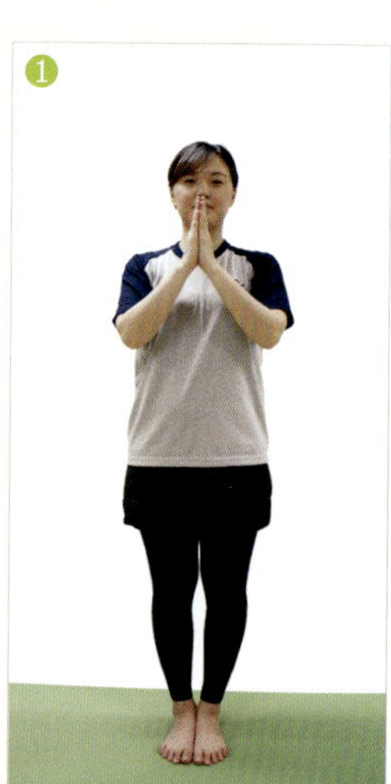

• 앉아서 동작을 취하는 경우 팔을 이용한 앞·위 노 젓기(박수치기 활용)

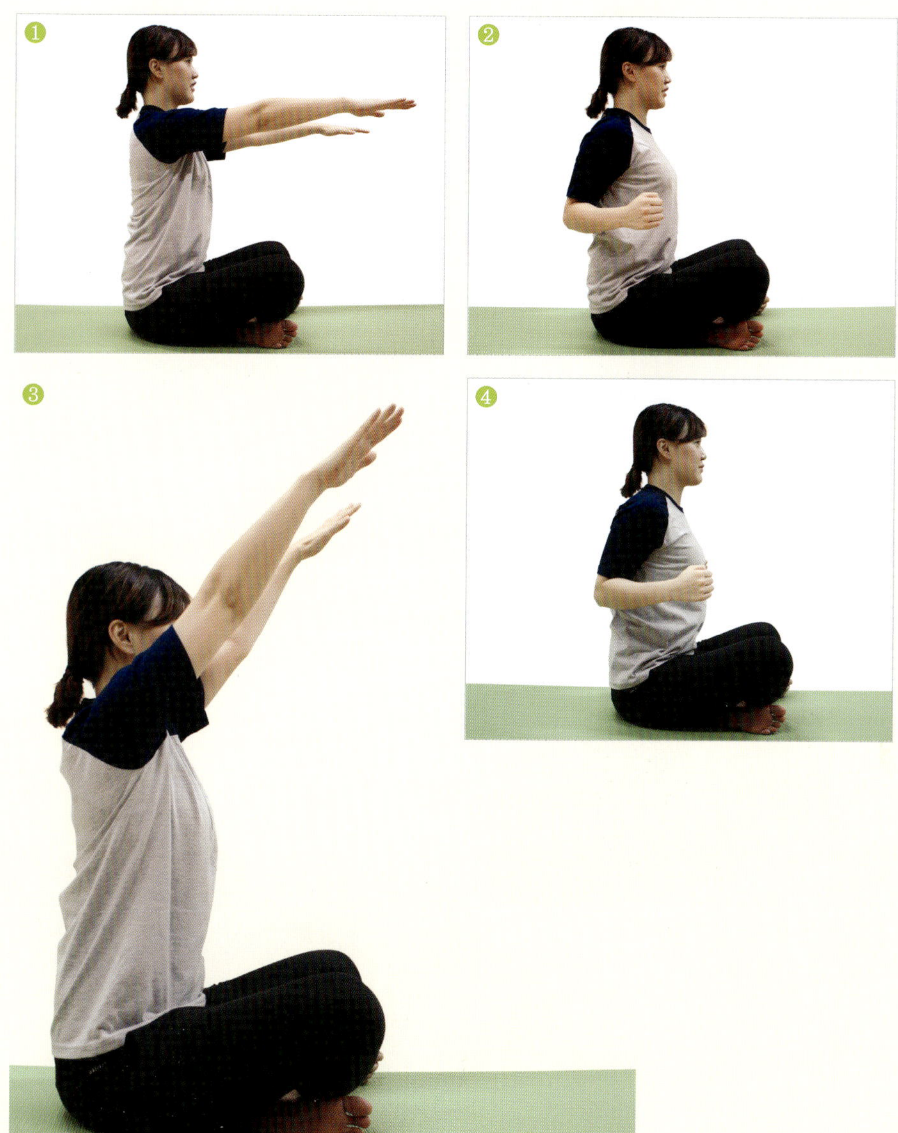

25. 밴드를 이용하여 누워서 다리를 굽혔다 펴기(8~12회)

밴드를 양쪽 발끝에 고정시킨 후 손으로 잡아당겨 자세를 유지한다. 등을 대고 누운 상태에서 무릎을 들어올려 구부린 다음 일자로 뻗어준다.

- 45도까지 올리기

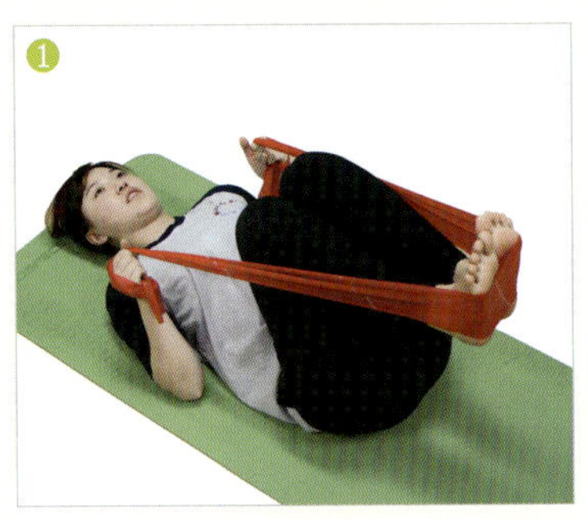

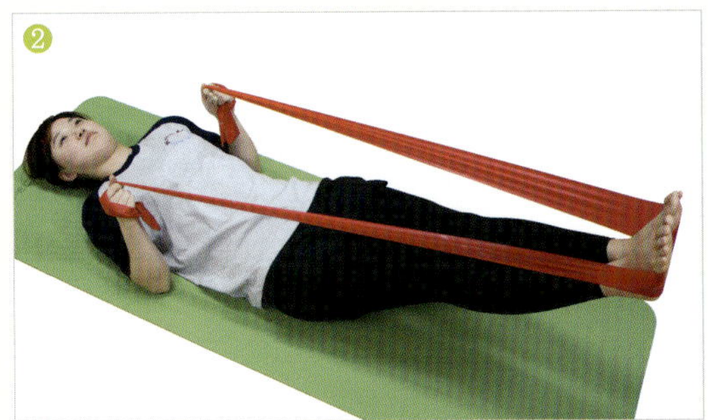

- 90도까지 올리기

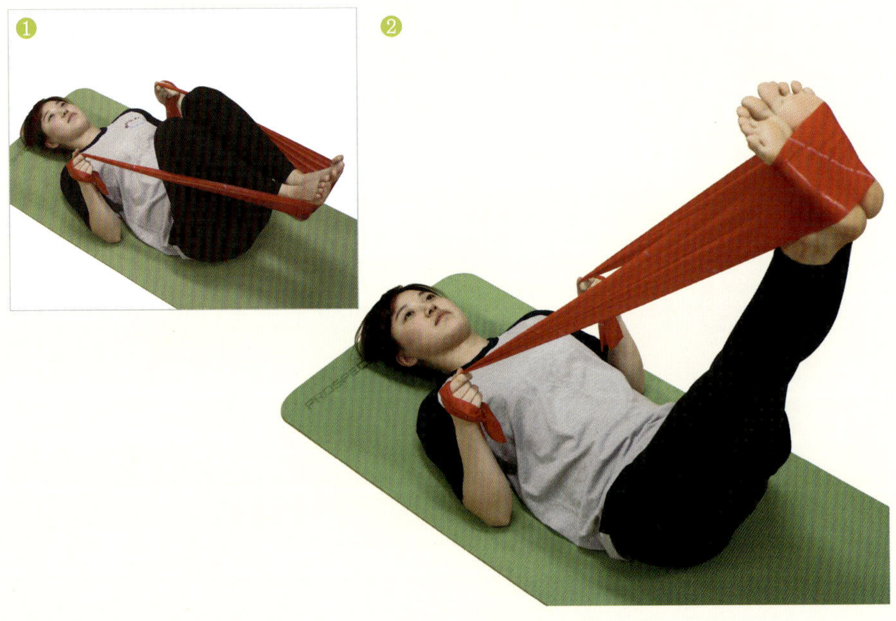

26. 복근 강화운동 (8~12회)

밴드를 등 뒤에 고정시켜 양팔로 잡은 다음 어깨를 들어올리면서 팔을 뻗어준다.

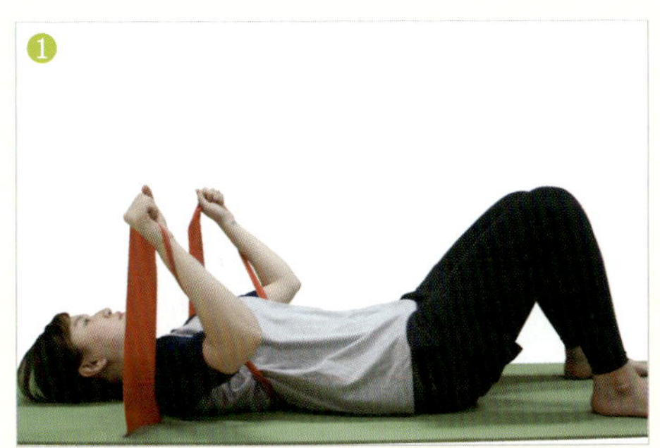

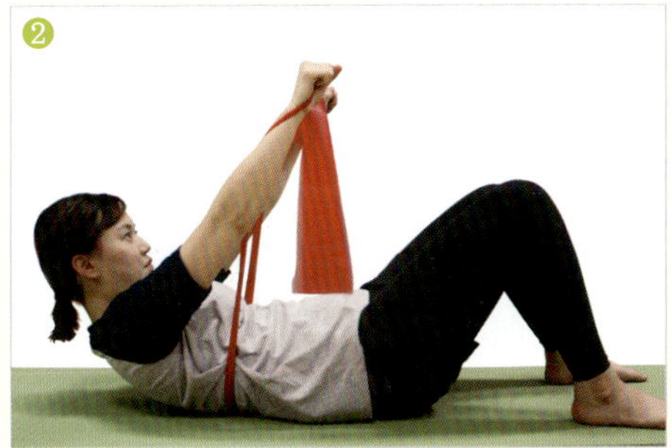

27. 등배근 강화운동 (8~10초 유지)

무릎을 들어올리고 오른쪽 무릎에 왼쪽 손을 대고 서로 밀어준다(양쪽 시행).

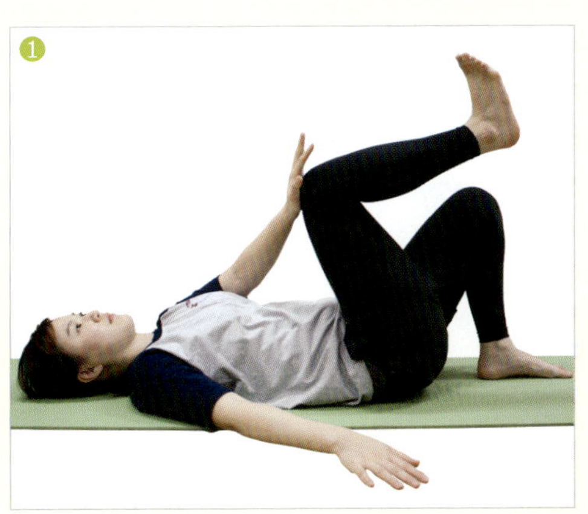

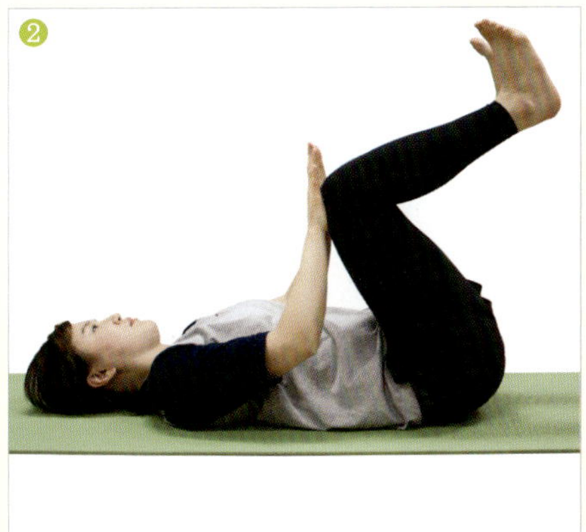

28. 옆으로 누워 다리올리기(8~12회)

옆으로 누운 상태에서 발목을 몸쪽으로 당긴 후, 무릎을 최대한 펴고 다리를 올린다(양쪽 시행).

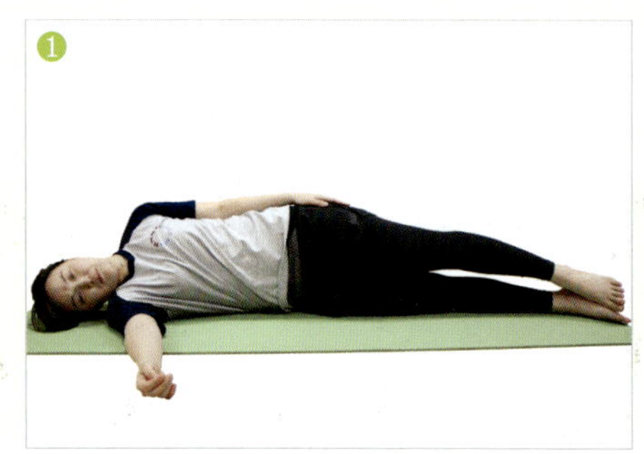
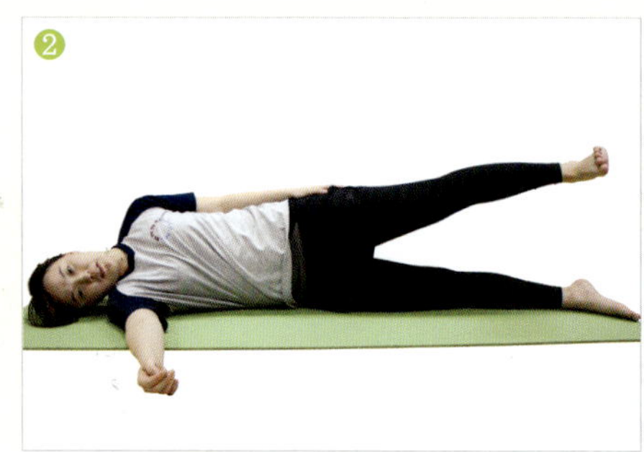

29. 허리 강화운동(8~12회)

바닥에 편하게 엎드린 자세에서 오른팔과 왼다리를 올린다(양쪽 시행).

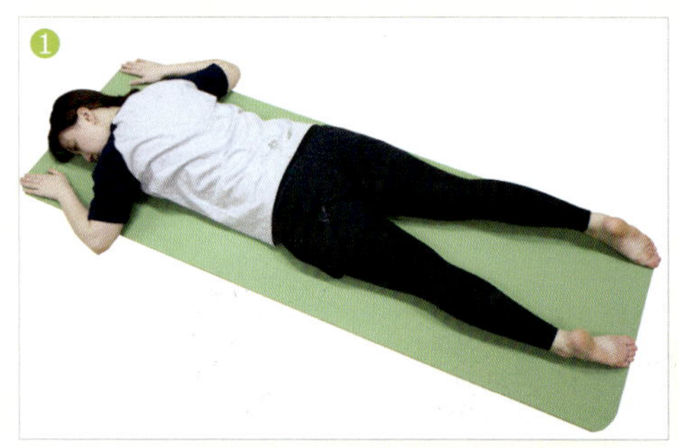
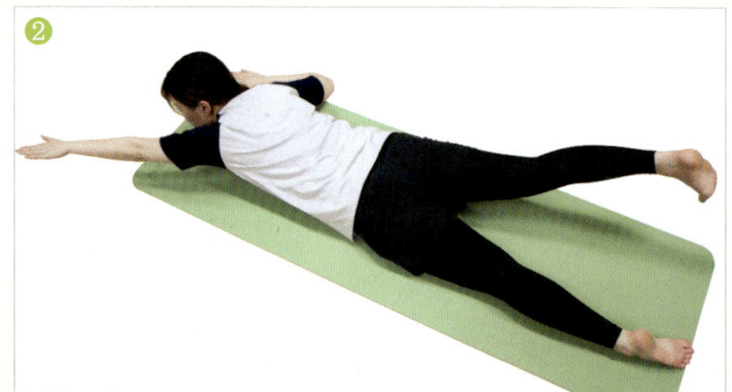

30. 허리 스트레칭(8~12초)

바르게 누운 자세에서 다리를 90도로 들어올린 다음 한쪽 방향으로 넘겨준다. 어깨가 바닥에서 과도하게 뜨지 않도록 주의한다(양쪽 시행).

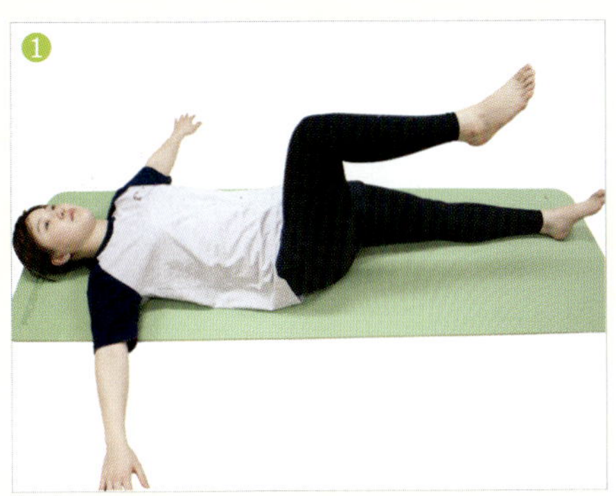
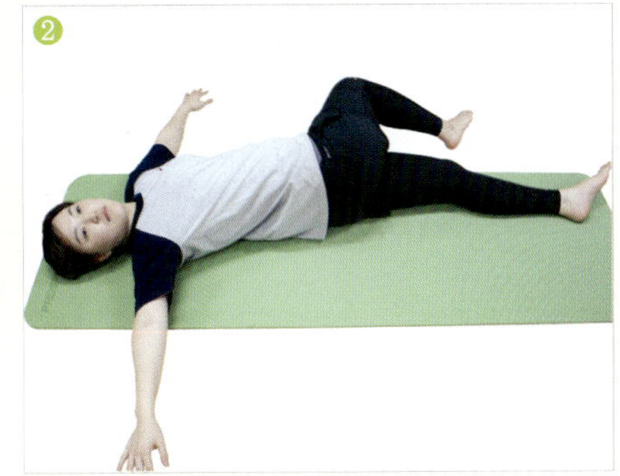

31. 엉덩이 스트레칭(8~12초)

누운 자세에서 다리로 4자를 만든 후 가슴쪽으로 당겨준다(양쪽 시행).

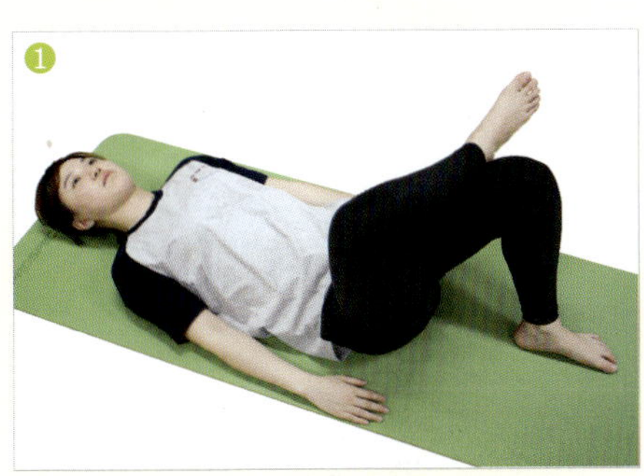
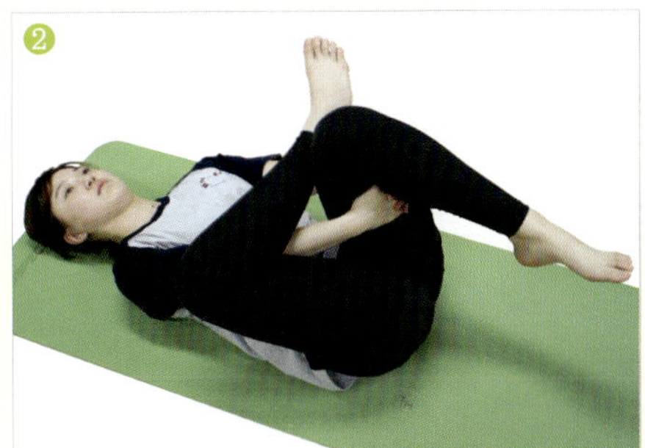

32. 대퇴 스트레칭 (8~12초)

옆으로 누운 자세에서 다리를 접은 후, 한손으로 다리를 당겨준다(양쪽 시행).

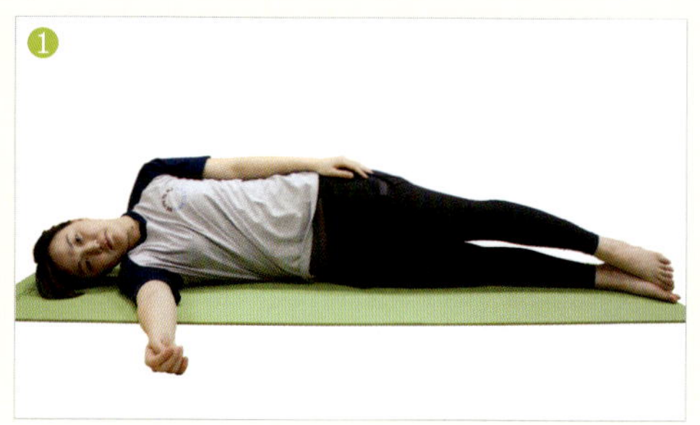

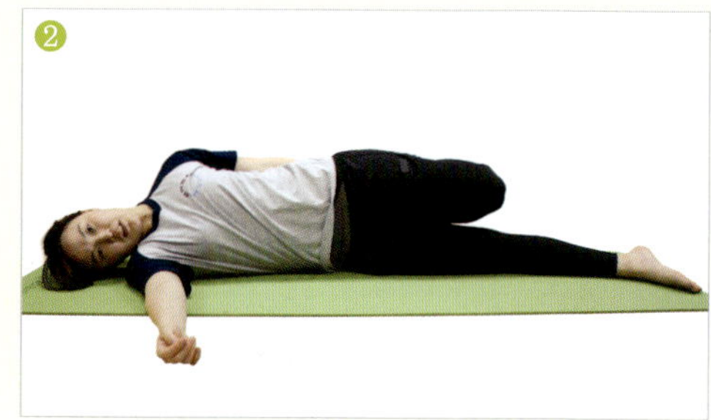

33. 손목 스트레칭 (8~12초)

어깨에 힘을 빼고 손을 앞으로 뻗어 손끝에 힘을 주고 뒤로 젖힌다. 8~12초 유지 후 반대로 안쪽으로 굽혀 유지한다.

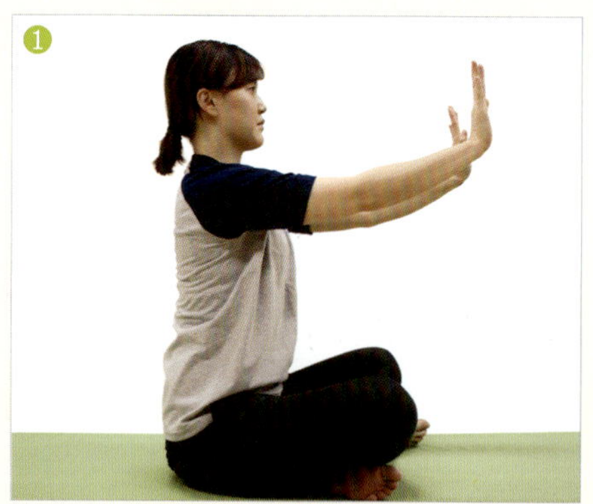

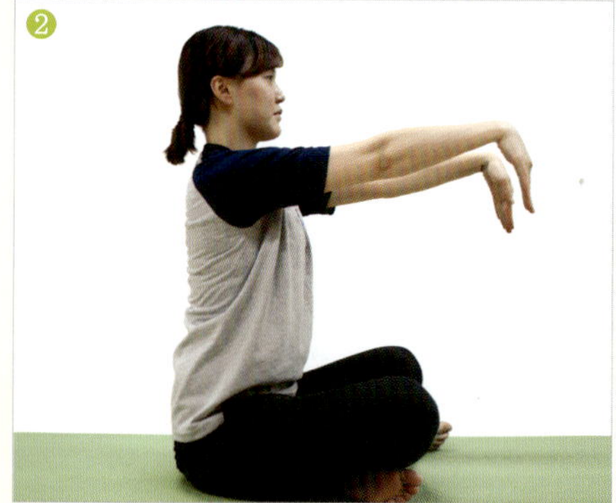

34. 앉아서 다리 들기(최소 6초~12초 유지)

다리를 구부리고 앉은 상태에서 두 팔로 균형을 잡은 후 한 다리를 들어올려 균형을 유지한다(양쪽 시행).

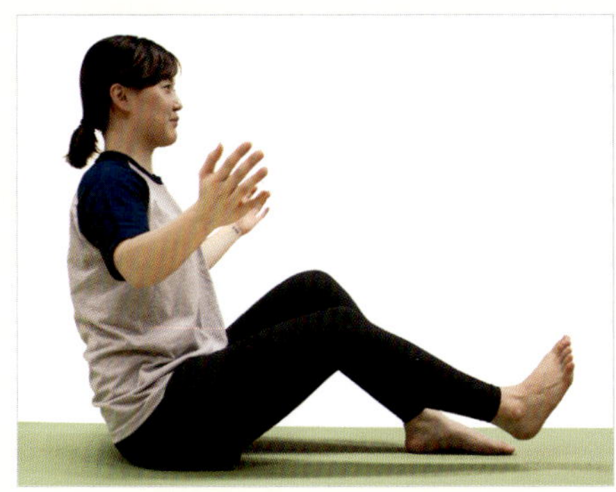

35. 호흡하기(4~6회)

바른 자세로 앉아 팔을 크게 벌려 숨을 들이마신 후 팔을 안으로 오므리면서 숨을 내쉰다.

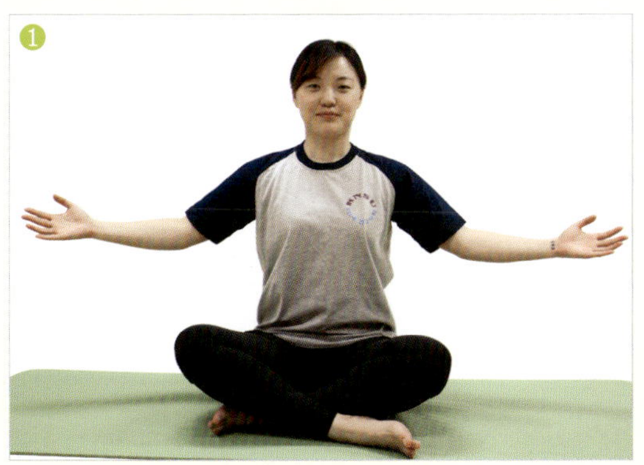
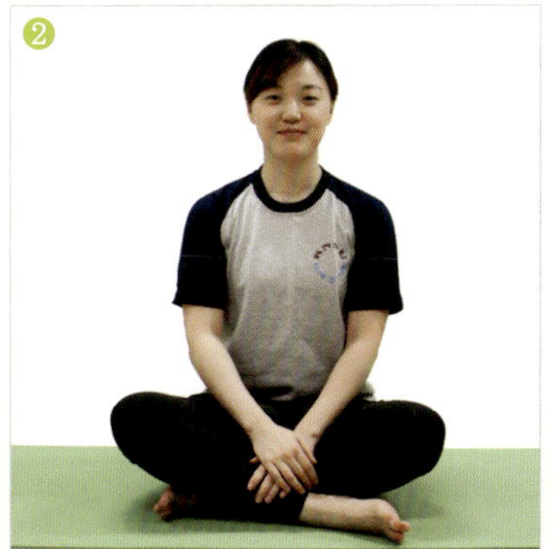

03 유효성 검증 운동프로그램

최근 학계에서는 다양한 연구를 거쳐 유효성이 검증된 운동프로그램들을 개발하여, 노인들에게 그 프로그램들을 실질적으로 적용하여 측정 가능한 건강상태 개선에 따른 긍정적인 결과가 밝혀지고 있다. 실증적이고 효과적인 운동프로그램에 대한 관심이 높아지면서 외국에서는 노인들의 삶의 질 향상에 초점을 둔 다양한 프로그램들을 여러 노인담당 지역 사회기관들이 수용하고 활용하려는 시도가 활발해지고 있다.

유효성 검증 운동프로그램이란 전문가들조차도 사실상 한마디로 정의 내리기 어렵다. 하지만 다른 일반 운동프로그램과 차이를 나타내는 표준은 존재한다. 유효성 검증 운동프로그램을 나타내는 그 기준을 살펴보면 첫째, 무작위화된 임상 연구를 거쳐 통계적으로 유효성이 입증되어 다른 환경과 조건에서도 적용 가능한 프로그램이어야 한다. 둘째, 실험 결과들이 국내외 저명 학술지에 게재된 경우여야 한다. 셋째, 타당성과 프로그램의 질뿐만 아니라 지역사회나 단체가 비용이나 인력 등을 감당하여 적용 및 지속 가능성이 있는 프로그램이어야 한다.

지역사회나 단체가 구성원들에게 알맞은 유효성이 검증된 운동프로그램을 선택하기 위해서는 우선적으로 이용할 수 있는 프로그램의 종류와 기본 정보를 가지고 있어야 한다. 또한 구성원들이나 기관은 정한 목표에 도달할 수 있는 적정한 프로그램을 선택해야 한다. 그러기 위해서는 유효성 운동프로그램들에 대한 정보들이 인터넷이나 여러 정부 기관 웹사이트 등을 통해 널리 보급되고 프로그램에 관한 자료들 또한 누구나 이해하기 쉽고 보편성이 있도록 제작되어야 한다.

다음 표 15은 미국에서 유효성이 증명된 운동프로그램으로 각광받고 있는 프로그램의 사례이다.

표 15 노인들에게 적합한 운동프로그램(해외 사례)

프로그램 이름	프로그램 묘사
Active Choices	Active Choices는 6개월 동안 실시되는 운동프로그램으로 노인 스스로 선택한 운동을 자택에서 실시하는데 지속적인 전화상담과 우편상담이 이루어진다. 이 프로그램은 개인이 선호하는 운동을 일상생활의 일부로 만드는 전략을 가르치며 훈련을 받은 스태프나 자원봉사자들의 지도과 도움이 동반된다.
Strong for Life	Strong for Life는 물리치료사들에 의해 고안된 근력 강화 운동프로그램이다. 이 프로그램은 노인들의 근력, 평형성을 비롯하여 전반적인 건강을 향상시킨다. 이 프로그램은 다양한 종류의 고무 밴드를 이용한 근력 운동 순서가 녹화된 비디오테이프가 제공된다.
Healthy Moves for Aging Well	Healthy Moves는 가정에 거주하는 건강이 허약하고 체력이 약한 노인들의 일반적인 건강을 향상시키는 간단하면서도 안전한 운동프로그램이다. 노인도우미가 가정을 방문하여 노인들의 운동에 대한 관심 측정과 동기 부여를 위한 개개인의 목표 설정 단계를 거쳐 세 가지의 안전한 신체활동을 소개하는 프로그램이다.
Tai-Chi	Tai-Chi는 Oregon Research Institute가 고안한 프로그램이다. 태극권의 여덟 가지 주요 동작을 간단하게 만들어 지역사회를 대상으로 노인들의 낙상 방지를 줄이기 위한 목적으로 활용하고 있다.

프로그램이 선정되면 지역사회나 단체는 그 프로그램을 운영할 수 있는 기술적, 제도적 교육적 조건을 갖추도록 노력해야 한다. 또한 프로그램을 지속시키고 유효성을 확인할 수 있는 체계를 갖추도록 노력해야 한다. 대학과 같은 교육기관의 협조나 협력을 통해 프로그램의 향상 및 문제 발생 대처 방안 등을 협의하는 방법도 가능하다.

04 근력과 균형감 향상 운동
(The Standing Strong Program)

Standing Strong 프로그램은 위치타 주립대학교(Wichita State University) 노인체육센터 교수진에 의해 개발된 근력 향상 운동에 균형감 증진을 위한 요소가 가미된 프로그램이다. 이 프로그램은 미국의 여러 노인들을 대상으로 실시되었으며 근력과 균형감 향상을 보여주었다. 특히 한 연구에서는 노인들이 일주일에 3번 3개월 동안 이 프로그램에 참여한 결과 근력과 균형 모두 약 20% 향상되었음을 보여주었다(Rogers et al., 2003).

이 프로그램에서는 탄성밴드(Thera-Band Exercise Bands)와 폼 패드(Thera-Band Stability Trainers)를 활용한다. 밴드는 다양한 동작들을 결합하여 근력을 향상시켜주며 근력의 강도에 따른 다른 색깔(노랑색-가장 낮은 근력의 강도, 빨강색, 녹색, 파랑색, 검은색, 회색, 금색-가장 높은 근력의 강도)로 구성된 밴드를 사용한다. 폼 패드는 안정적이지 못한 표면을 제공함으로써 신체 균형을 유지하는 훈련을 위한 도구이며 녹색과 파랑색 두 가지로 구성된 폼패드를 사용한다. 두 가지 도구들은 비싸지 않고 보관이 쉬워 노인들이 각자의 집이나 여행을 갈 때에도 휴대가 가능하여 어디서든지 이 프로그램을 할 수 있다는 장점을 가지고 있는 동시에 노인들의 근력과 균형감 수준에 따라 도구를 스스로 선택하여 프로그램에 참여할 수 있다.

다른 프로그램과 달리 이 프로그램은 쉽지 않은 동작들로 구성되어 있음에도 불구하고 즐거움을 주고 일상생활에서 수행하는 동작들과 관련이 있어서 프로그램에 참여하고자 하는 동기를 부여한다. 또한 노인복지관이나 경로당과 같은 곳에서 단체로 참여할 수 있는 프로그램으로 구성되어 있어 사회성 향상에 유리하다. 뿐만 아니라 같은 프로그램에서 같은 동작을 수행하면서 각각의 신체적 능력에 맞추어 도구를 선택하고 참여함으로써 장기간 프로그램 참여에도 효과적이다.

Standing Strong 프로그램은 감각운동을 기반으로 삼고 있다. 시각, 평형감을 뇌에 전달하는 청신경의 일부인 전정 신경, 감각운동 세 부분이 자세의 안정성을 유지하는 데 도움을 준다. 안정된 자세는 감각운동 시스템을 요구한다. 감각운동 시스템은 감각기 또는 구심성, 중추신경계(CNS)로 구성된다. 프로그램은 안정된 자세를 방해하여 인체의 구심성 수용기를 자극하고 반사와 반응을 이끌어낸다.

Standing Strong 프로그램의 균형 운동 기술 몇 가지를 소개하면 다음과 같다.

1. 감각 (Sensory)

- **변인** 시각, 전정신경, 체성감각
- **훈련방법 / 도구** 두 눈 감기, 머리 움직이기, 불안정한 표면 등의 방법 활용

2. 지지의 토대 (Base of Support)

- **변인** 지지의 넓이, 접촉 면적, 불안정한 표면
- **훈련방법 / 도구** 발의 위치, 폼(foam), 굽히면 독특한 소리를 내는
  섬유판(wobble board), 폼 롤(foam roll), 공 등을 활용

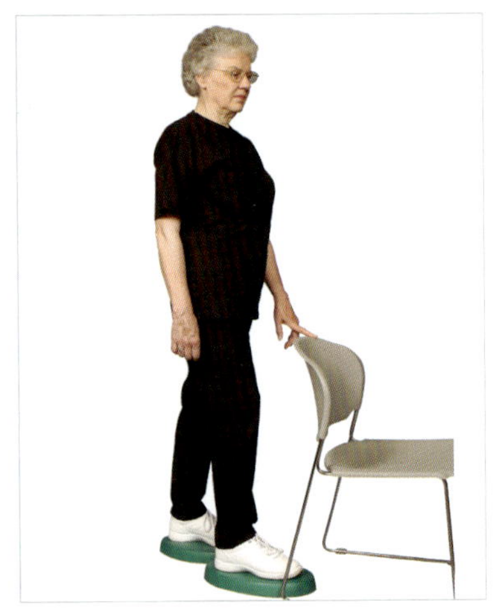

▶그림 Semi-Tandem

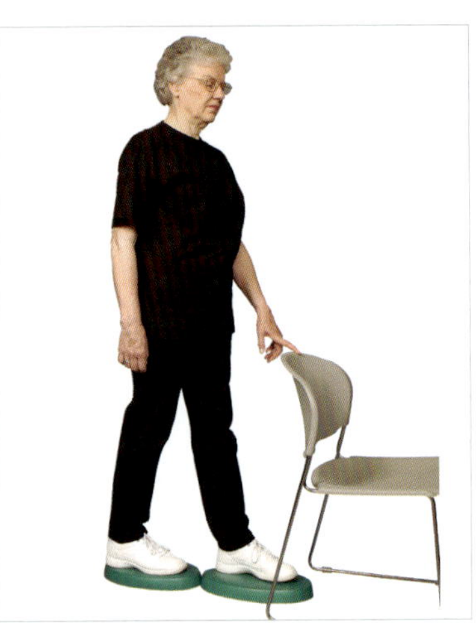

▶그림 Full Tandem

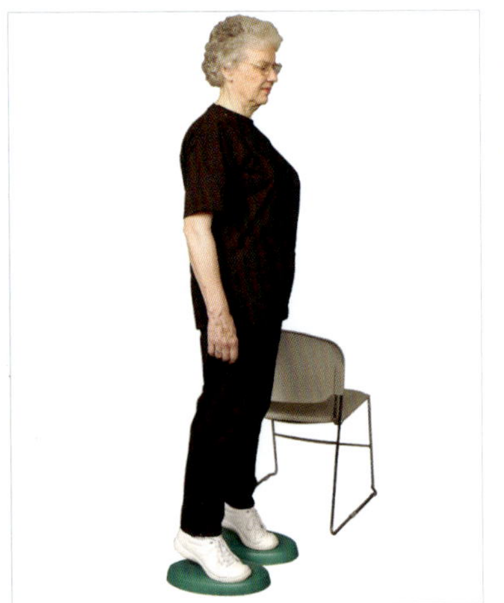

▶그림 Semi-Tandem

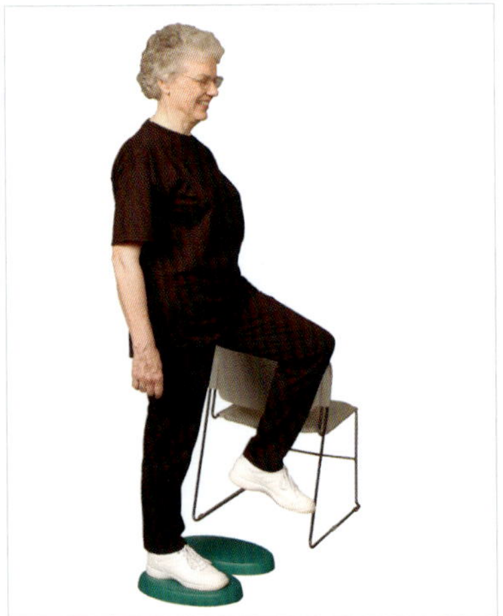

▶그림 Full Tandem

3. 무게 중심 (Center of Gravity)

- **변인** 지지 토대 안에서의 위치, 체중 이동, 말단 운동, 외부저항
- **훈련방법/도구** 체중이동, 저항 움직임, 공, 밴드 등을 활용

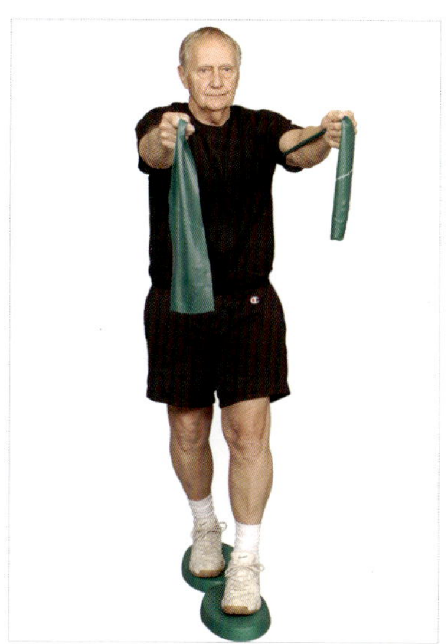

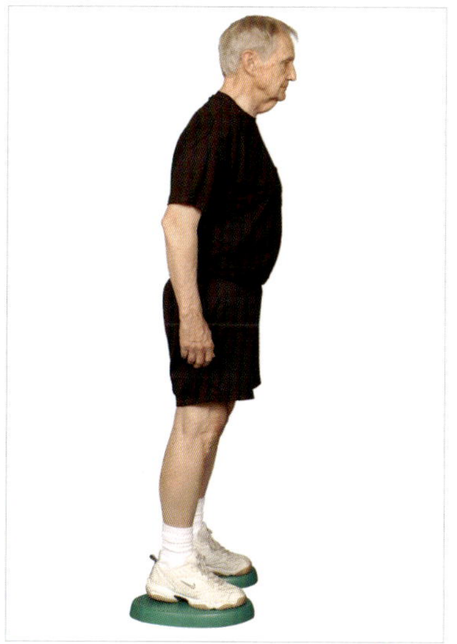

무게 중심의 이동 (Center of Gravity Shifts)

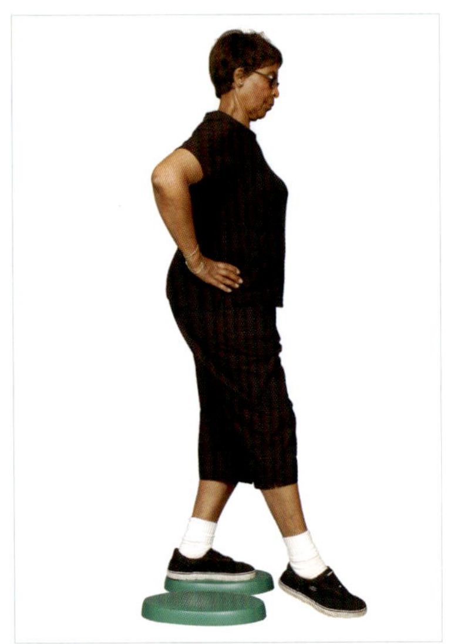

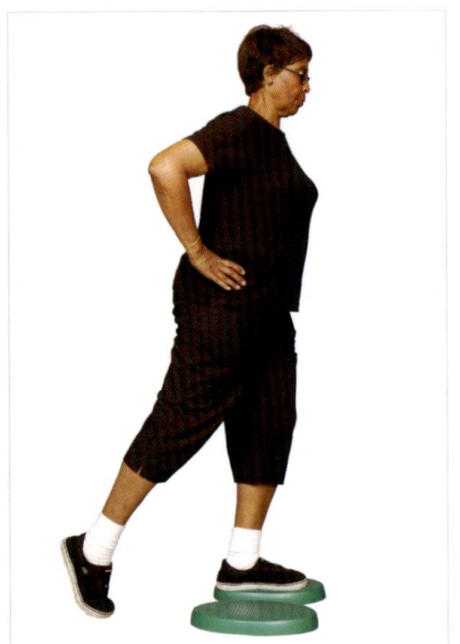

▶그림 Stepping in Different Directions

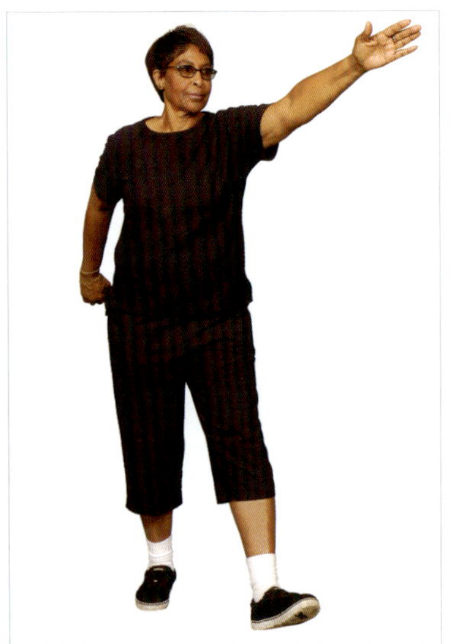

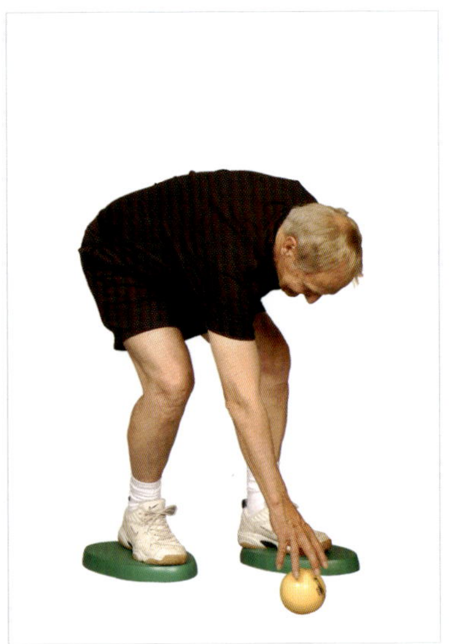

▶그림 Reaching

▶그림 Object on Floor

4. 변화 또는 동요 (Perturbations)

- **변인** 지지 토대 안에서의 위치, 체중 이동, 말단 운동, 외부저항
- **훈련방법/도구** 무게가 있는 공, 밀고 당기기 등을 활용

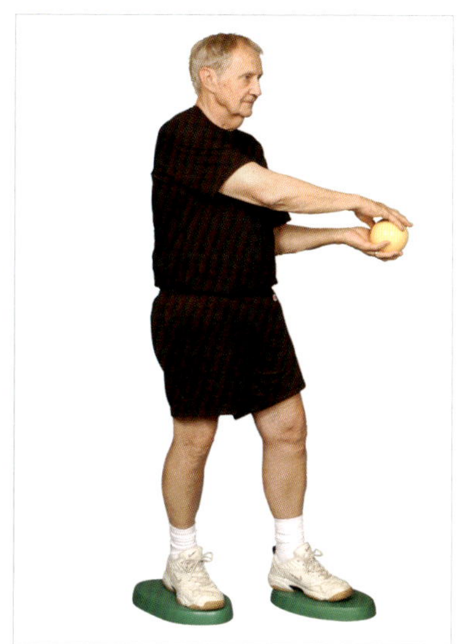

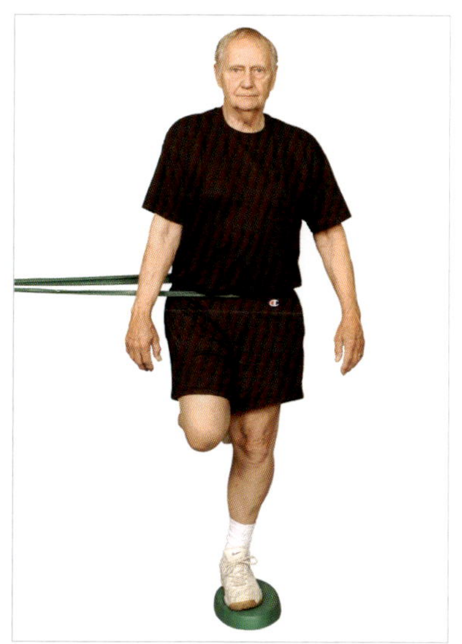

5. 진동 (Oscillations)

- **변인** 진도 비율, 무게 중심 이동, 관절 관련
- **훈련방법／도구** 유연한 막대(flex bar), T-밴드 킥스(T-Band Kicks) 등을 활용

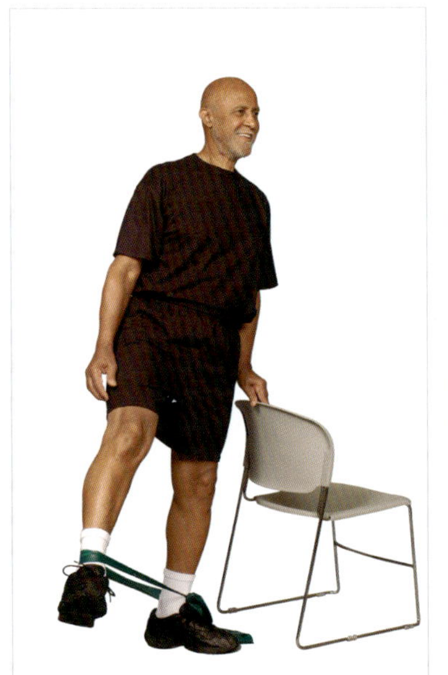 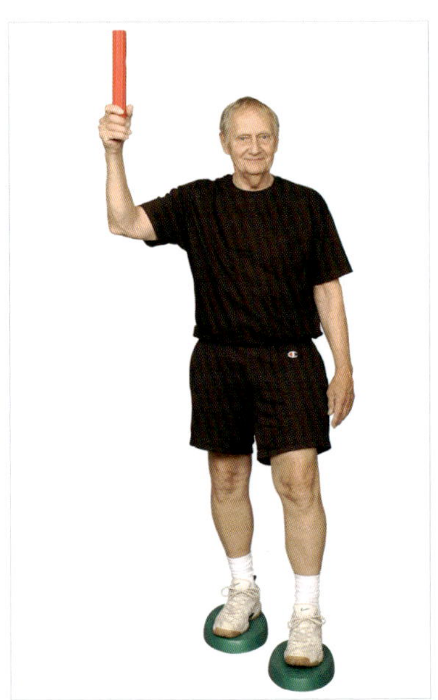

6. 집중 (Attention)

- **변인** 단일과제, 복합과제, 위/아래, 좌우 옆으로, 운동 기술, 인식적 기술

- **훈련방법/도구** 물체 던지기, 캐치볼, 수리, 시각적 추적(Visual tracking) 방법 등을 활용

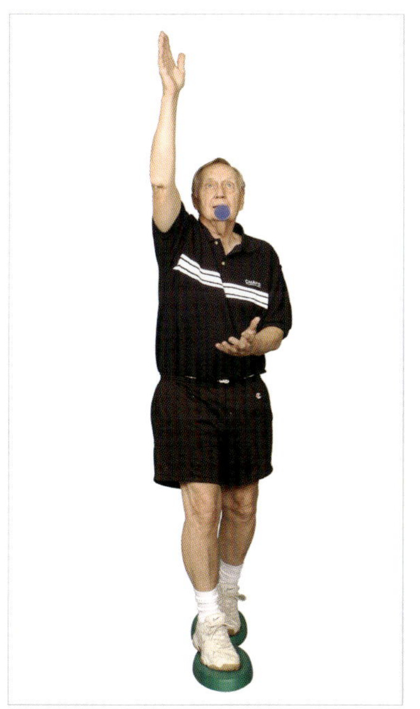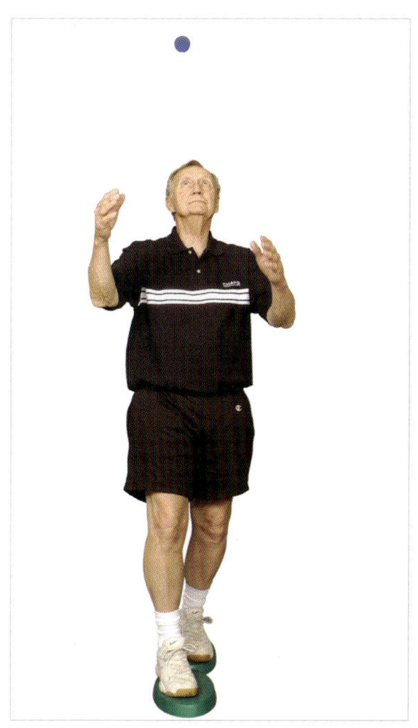

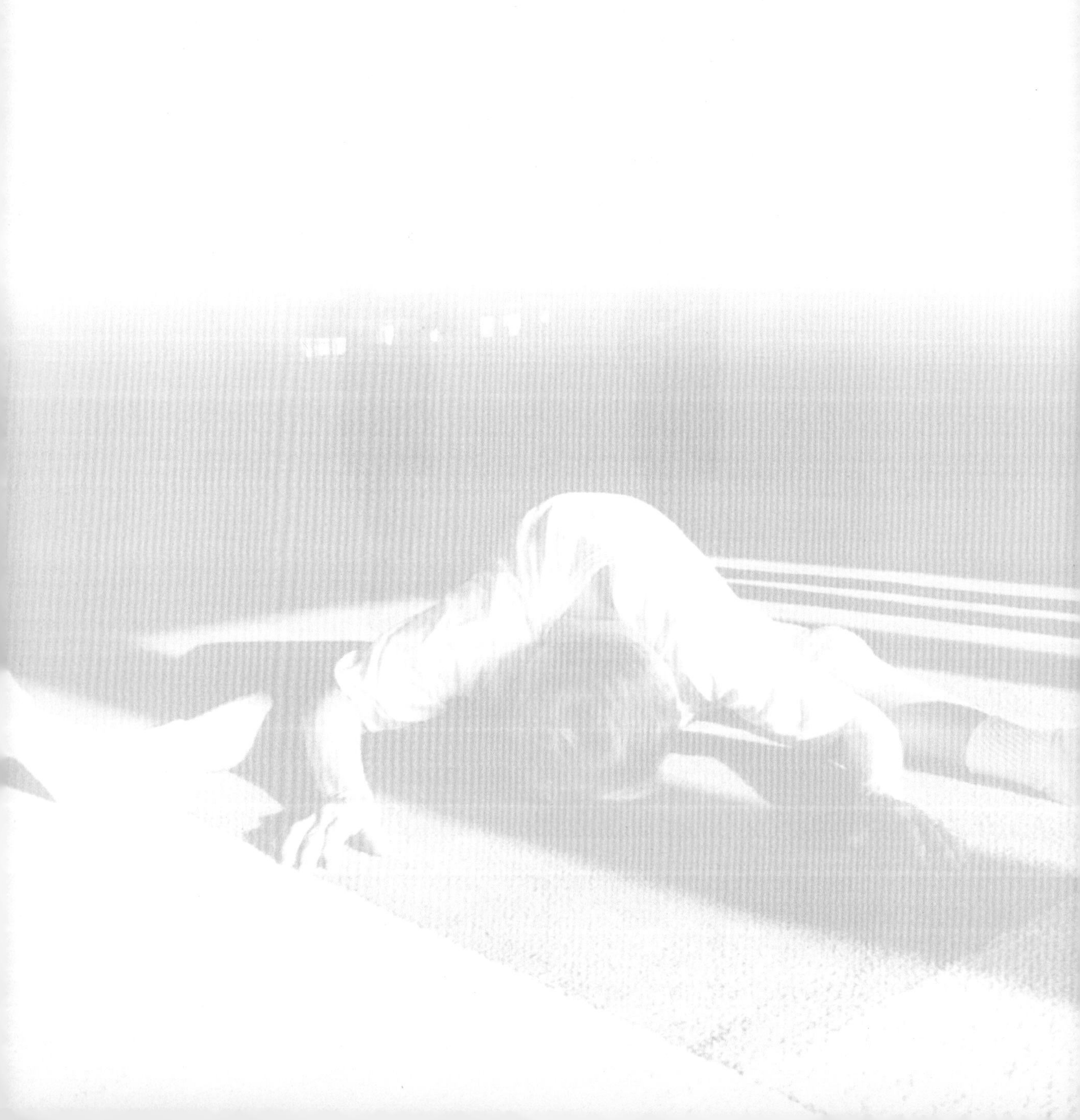

Section

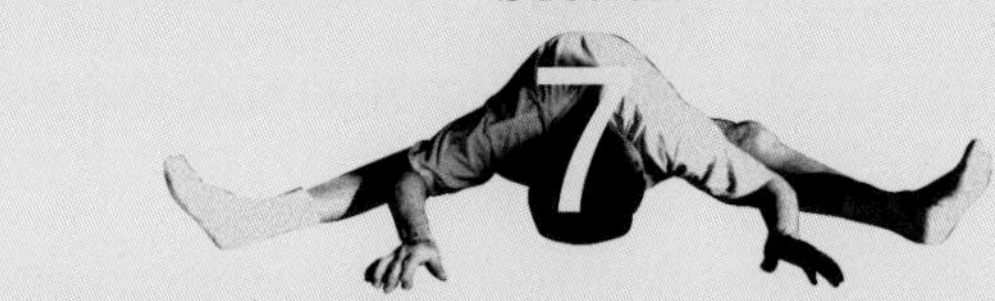

7

노인체육의 지도 방향과 지도자의 요건

노인체육 지도와 지도자의 요건

노인들은 살아온 시간, 배경, 생활습관 등 여러 면에서 매우 다양하며 그런 만큼 노화의 과정도 천차만별이다. 이렇게 각기 다른 상태에 있는 노인들에게 신체활동을 전문적으로 지도할 경우, 노인의 신체적 심리적 사회적 특성을 세심히 고려하여 지도하는 것이 노인체육지도자가 갖추어야 할 자세이다.

노인체육지도자는 이론적 지식과 현장에서 얻은 경험을 바탕으로 노인체육 참여자와의 관계를 형성하고 참여자들간의 유대 관계 증진을 도와 그들의 사회성을 증진시켜야 한다. 또한 노인체육지도자는 노인참여자에게 신체활동 프로그램의 참여 동기를 부여하여 프로그램의 참여도를 높이고 원할한 진행을 돕는 역할을 담당한다.

또한 지도자는 프로그램 진행 중 참여자가 수행하는 신체활동을 격려함으로써 그 활동을 완성하고 성취할 수 있도록 돕는 한편, 활동 후에는 그에 따른 성과를 상기시켜 필요한 성과를 얻은 참여자를 지지함으로써 자신감과 성취감을 느낄 수 있도록 돕는 역할을 담당한다.

노인들과 관련하여 신체활동이나 건강교육을 담당하는 지도자는 다음과 같은 자질을 가지고 있어야 한다.

▶ 노인체육 분야의 교육을 받은 자
▶ 재미와 분명한 목적이 있는 활동들을 혼합하여 제공할 수 있는 자
▶ 노인들과 정서적으로 뜻 깊은 관계를 형성할 수 있는 자
▶ 자발적이고 흥미가 있으며 감정이입이 되는 자
▶ 자신만이 아니라 다른 사람들에게 참을성이 있는 자
▶ 자기만의 방법과 지도의 방향을 잘 구성하는 자
▶ 단호하지만 권위적이지 않은 자

▶ 심폐소생술과 신체활동 시 무리함에서 오는 증상들을 파악할 수 있는 자

노인들이 그들의 체력 수준이나 건강을 향상시키기 위해 지속적으로 신체활동에 참여하기를 바라는 만큼 노인체육지도자들은 올바르고 체계적인 지도와, 전문적인 기술 향상을 위해 끊임없이 노력해야 한다.

01 노인체육지도자 양성 프로그램 가이드라인

유아와 소아들처럼 많은 부분에서 노인들은 응대할 때 젊고 건강한 연령 그룹에 비해 상대적으로 많은 관심과 전문 지식을 필요로 하지만, 현장에서 일하고 있는 많은 사람들 중 신체활동과 노화에 관한 전문적인 교육을 체계적으로 받은 사람들이 그리 많지 않은 실정이다. 이런 실정을 감안하여 이 책에서는 노인체육을 담당하는 초보 단계의 강사급 양성을 위한 교육프로그램에 포함되어야 할 내용을 담은 가이드라인을 제시하고자 한다. 제시된 가이드라인은 한국노인체육지도자 양성에 기여할 수 있도록 2004년 캐나다 온타리오(Ontario)주 런던(London)에서 열린 제6회 *World Congress on Aging and Physical Activity*에서 발표된 *International Curriculum Guidelines for preparing physical activity instructors of older adults*(http://www.icaa.cc/Management/reports/SENIORINSTRUCTORSCURRICULUM.pdf)를 한국 현실에 맞게 수정했다.

지금 많은 곳에서 노인체육지도자를 양성하고 있으나 과학적이고 현장적용이 가능한 가이드라인이 적용되고 있지 않고 있는 실정이다. 한국의 노인체육지도자 육성에 필요한 가이드라인을 새롭게 제시하기보다 세계의 전문가들의 심의를 거쳐 만들어진 기존의 가이드라인을 바탕으로 수정 보완된 가이드라인을 우리나라에 적용해도 별반 무리가 없다고 판단된다. 이러한 가이드라인을 통해 노인체육지도자를 양성하는 기관이나 노인체육 현장에

서 일하는 교육자나 노인들을 가르치는 노인체육지도자들이 스스로의 자질을 인지하며 실질적으로 현장에 적용될 수 있는 충분한 자격을 갖출 수 있도록 노력하는 것이 무엇보다 중요하다.

1) 가이드라인 1: 노화와 신체활동의 개요

노인체육지도자 교육프로그램은 노화 과정과 규칙적인 신체활동의 참여를 통해 얻게 되는 혜택들의 이해를 돕기 위한 일반적이고 배경적 정보가 포함되어야 한다.

예를 들면 ① 인구 통계학적 정보와 노화의 다양한 정의, ② 질병 예방, 건강 증진 및 삶의 질과 관련한 신체활동의 이점들(benefits) 등의 중심적인 내용들로 구성될 수 있다.

2) 가이드라인 2: 노화의 심리적 사회문화적 생리적 측면

노인체육지도자 교육프로그램에서 안전하고 효과적인 신체활동과 운동프로그램을 개발하려면 신체활동의 심리적, 사회문화적, 생리적 측면을 반드시 포함하여야 한다.

① 노화에 대한 사회적 편견(stigma)

② 성공적인 노화를 위한 예측변인들(predictors)

③ 신체활동과 심리사회적 안녕(well-being)과의 관계

④ 나이와 관련하여 생리적, 역학적 변화들이 다양한 신체 시스템에 미치는 정도, 이러한 신체 변화로 인해 기능적 이동성과 독립성에 미치는 영향

3) 가이드라인 3: 평가와 목표 설정

노인체육지도자 교육프로그램은 노인들의 신체활동 참여 전 건강과 신체활동이 가능한 체력 정도를 측정할 수 있는 평가항목의 선택, 관리 및 해석에 관한 내용을 포함하여야 한다.

① 테스트 선택을 위한 기준들
② 건강, 일상활동, 그리고 낙상의 위험 요인과 심장혈관의 합병증과 같은 평가
③ 적절한 지도자에게 추천하거나, 의사나 다른 자격을 갖춘 건강및 체력관련 전문가에게 조언을 구하는 방법과 시기
④ 심리적인 면과 사회적인 면의 평가
⑤ 생리적 및 기능 체력 평가

또한, 교육프로그램에는 노인체육지도자가 담당하는 노인 개개인의 의사가 반영된 현실적이고 측정 가능한 단기, 중장기 목표를 설정하는 내용이 포함되어야 한다.

① 노인들의 신체활동 참여에 영향을 미치는 주된 요소인 정기적인 신체활동 참여를 방해하는 장애 요소, 또는 동기 부여 요소나 행동의 변화를 위한 여러 요소
② 노인 당사자나 보호를 받고 있는 노인의 경우 노인 돌보미의 의견을 포함하여 여러 가지 심사나 평가들을 바탕으로 단기 목표 및 장기 목표를 개발하고, 모니터링하며 수정할 수 있는 수준
③ 조직된 운동프로그램뿐만 아니라 일생 동안 여가로서 신체활동 장려의 중요성

4) 가이드라인 4: 프로그램 설계 및 관리

노인체육지도자 교육프로그램은 참여자가 설정한 목표, 측정 및 평가 내용을 바탕으로 개인 신체활동 프로그램, 그룹 신체활동 프로그램 등을 디자인하고 관리하는 내용을 포함하여야 한다.

① 효과적인 프로그램 개발을 위한 사전검사, 평가 자료의 해석, 각 참여자들의 목표의 고려

② 운동에 따른 변수, 개인과 그룹 환경 모두에 적용될 프로그램 디자인의 원칙들

③ 운동에 필요한 요소와 방법인 준비운동, 정리운동, 유연성, 근력, 심폐지구력, 균형감, 수중 운동, 심신을 향상시킬 수 있는 개인과 단체를 위한 신체활동 프로그램 등의 설계

④ 응용 동작의 분석과 특정한 운동에의 적용

⑤ 노인들의 다양한 신체 기능적 능력을 고려한 개인 및 그룹을 위한 트레이닝 형식과 수업의 설계

⑥ 경제적 요소를 고려한 신체활동 기구의 선택

⑦ 건강한 생활을 위한 상황별 선택의 중요성

⑧ 참가자의 모집, 프로그램 참여 여부, 회원들의 정보 유지를 위한 조직적인 시스템 관리

⑨ 참가자의 신체활동에 따른 재평가 및 프로그램 평가 방법

5) 가이드라인 5: 지도[교육] 기술

노인체육지도자 교육프로그램은 효과적인 개인운동과 단체운동을 선택하고 강습할 수 있도록 운동의 원리에 관한 내용을 포함하여야 하며 안전하고 효과적인 신체활동 장소가 제공되어야 한다.

① 참여자에 맞는 강습, 언어적 단서, 피드백과 강화를 위한 운동학습 원칙들의 응용

② 최적의 학습을 촉진할 수 있는 학습 환경의 구조

③ 안전하고 친근하며 재미있게 신체활동을 즐길 수 있는 환경의 조성

④ 노인들의 신체활동 참여 동기에 영향을 줄 수 있는 요소들의 고려

⑤ 수업 계획 및 강의 요소의 개발

⑥ 지도의 효과성을 높이기 위한 자체 평가 방법들

⑦ 운동 변수들의 조정 및 모니터링

6) 가이드라인 6: 리더십, 의사소통, 마케팅 기술

노인체육지도자 교육프로그램은 효과적인 동기 부여, 의사소통, 개인 및 그룹 신체활동을 이끌어 갈 수 있는 리더십을 담아야 하지만, 전문적인 리더십 기술과 효과적인 마케팅 도구에 대한 정보를 담아야 한다.

① 개인 및 그룹의 역동적이고 체계적인 운동프로그램을 위한 원리

② 기술적인 용어에서 참가자에게 친화적인 언어 표현로의 전환

③ 지도의 효과와 참여자의 만족감을 높이기 위한 리더십 기술과 개인과 그룹 신체활동 수업의 적용

④ 성별이 다른 노인 그룹과 상호작용할 때 긍정적인 대인관계를 위한 행동의 응용

⑤ 경청하는 기술과 참여자의 피드백 수용

⑥ 사회적 지지 전략의 개발

⑦ 신체활동 프로그램과 올바른 메시지 전달을 위한 효과적이고 나이 친화적 마케팅 전략

7) 가이드라인 7: 상해 예방과 응급 조치

노인체육지도자 교육프로그램은 참여자의 건강 상태, 체력을 고려한 적절한 운동강도를 적용함으로써 상해를 방지할 수 있는 정보, 긴급 및 응급 상황에 적절하게 대응하는 방법에 대한 정보등이 포함되어야 한다.

① 연령에 따른 건강 상태
② 낙상, 수술, 또는 질병으로 회복된 참여자들에게 그룹 및 개별 신체
활동 프로그램을 적용하는 방법
③ 인공관절 시술 노인에게 그룹 및 개별 신체활동 프로그램을 적용하
는 방법
④ 즉시 신체활동을 중지하거나 즉시 의료진들의 도움을 받아야 하는
상황에 관한 증후 파악
⑤ 비상시 행동 계획 수립 방법

8) 가이드라인 8: 윤리와 전문가적 기준

노인체육지도자 교육프로그램은 법적, 윤리적, 그리고 전문가적 기준
에 관한 내용을 포함하여야 한다.
① 발생될 수 있는 법적 이슈와 신체활동 교육에 관한 이슈를 위한 법
적 개념과 용어
② 해당 보험의 종류, 산업 표준 및 과실을 포함한 소송과 관련된 법적
문제들
③ 개인적 행동이 합법적으로 허용되는 범위
④ 지도자 자신의 전문적 기술을 향상시킬 수 있는 지속적인 교육 방법
⑤ 필요 시 의사나 자격을 갖춘 의료 전문가에게 추천

이상과 같은 가이드라인을 바탕으로 양성된 노인체육지도자들이 다양
한 노인의 체력 및 신체기능을 비롯하여 심리적·사회적 상태를 고려한
노인체육프로그램을 개발하고 적용할 수 있어야 한다. 또한 이들이 사회
현장 곳곳에 배치되어 자신들의 역할을 충실히 수행할 수 있는 제도적
장치가 시급히 마련되어야 한다.

02 효과적인 의사소통

그룹이나 개인을 지도할 때 노인체육지도자의 의사소통 기술은 노인들의 신체활동에 대한 태도에 상당한 영향을 미친다. 노인들의 신체활동을 지도할 때 가장 중요한 점은 지도자 스스로 노인들과 함께 하는 삶 자체를 즐기고 진심으로 그들의 건강과 웰빙에 관심이 있어야 한다는 사실이다.

진심에서 우러나오는 따뜻함과 열정이 함께하는 신체활동의 지도 기술은 장기적으로 노인들의 신뢰와 신체활동에 대한 열정과 관심을 확장, 심화시키는 밑거름이 된다. 하지만 효과적인 의사소통 기술 없이 앞서 말한 노인에 대한 관심, 따뜻함, 열정만으로는 노인체육지도자의 역할 수행이 충분하지 않다.

가장 효과적인 의사소통은 "한 방향의 길이 아닌 양방향의 길과 같다"라는 속담과 같이 서로 자신의 말만 일방적으로하는 것이 아니라 양쪽 모두 자발적으로 주의 깊게 경청하고 적극적으로 반응하는 것이다.

1) 노인의 질문이나 의견을 경청하라

지도자들은 궁금한 사항들에 대한 해답을 알고 빠르게 대답하는 것이 자신감 있어 보인다고 생각하기 쉽다. 그러나 노인들의 질문이 끝나기도 전에 어떻게 해답을 줄 것인지 무슨 말을 해야 하는지 생각하느라 정작 질문의 요지를 놓치는 경우가 종종 발생한다. 이러한 경우들을 피하려면 노인체육지도자는 노인이 하는 이야기를 신중하게 경청해야 한다. 혹시 질문에 해답을 모를 경우에는 나중에 답을 준다고 말하고 나서 알아본 후 질문에 해답을 꼭 준다.

2) 방해 요소를 제거하라

지도자는 지도하는 노인들을 소통의 중심에 놓아야 하며 대화를 나누고 듣는 데 방해가 되는 요소를 최대한 제거하여야 한다. 예컨대 시끄러운 곳보다는 조용한 곳에서 대화를 나눌 수 있어야 한다. 또한 목소리가 작아 알아듣기 힘든 어르신에게는 조금 크게 이야기를 해달라고 요청하는 등 의사소통의 방해요소라고 여겨지는 사항을 제거하려는 노력이 필요하다.

3) 불필요한 언행을 조절하라

노인들을 지도하는 중 조용한 순간을 견디지 못하는 지도자가 있을지 모른다. 침묵을 깨기 위해서 불필요한 말로 그 순간을 모면하려는 경우가 있는데 지도를 받는 노인들은 그러한 상황에 화가 나거나 불편한 감정을 느낄 수도 있다. 만약 자기 스스로 불필요한 말을 많이 한다고 여겨진다면 깊은 심호흡과 함께 조금의 여유를 가질 필요가 있다. 잠시 동안의 고요함은 자연스러운 것이고 생산적인 조건임을 상황에 따라 상기시킨다.

4) 눈을 자주 마주쳐라

장시간 한 사람을 응시하는 것은 불편함을 주지만 짧은 눈맞춤은 개개인에게 흥미와 관심을 나타내는 방법이기도 하다. 운동프로그램 중 한 사람이 아닌 모든 사람들에게 골고루 눈맞춤을 할 수 있도록 노력한다.

5) 안정된 어조와 정확한 발음, 품위있는 언어를 사용하라

소심하거나 열정이 과도한 지도자들은 듣는 사람이 알아듣지 못할 정도로 빠르게 말하는 경향이 있다. 만약 빠르게 말하는 지도자라면 천천히 이야기하도록 늘 신경을 써야 한다. 또한 수업에 참여하는 노인들이 모두 들을 수 있는 목소리 톤으로 이야기하고 친구들이나 가까운 사람들에게 사용하는 속어적인 표현은 피해야 한다.

6) 적절한 속도로 새로운 정보를 제공하라

새로운 정보를 습득하는 데는 노화와 별반 상관없다. 하지만 새로운 정보를 습득하는 속도는 노화에 따라 다소 늦어질 수 있다. 노인들마다 천차만별이겠지만 중요한 점은 노인들 개개인의 속도에 맞춰 새로운 정보를 습득하는 것이 바람직하다. 지도 받는 노인들이 배운 사항들을 언제 완전하게 받아들였는지 언제 새로운 정보를 받아들일 준비가 되었는지에 대해 자연스럽게 이야기 할 수 있는 분위기를 만들어라.

7) 시각적인 도구는 쉽게 읽을 수 있게 만들어라

지도의 효과를 높이기 위해 칠판에 글씨를 쓰거나 표시, 유인물들을 사용할 경우 난잡하지 않고 짧아야 한다. 또한 사진이나 도표들을 사용할 경우에도 간단하고 명백하여 메시지를 잘 전달하도록 한다.

03 프로그램 지도와 지도자의 책임

개인이나 단체수업을 효과적이고 생산적이며 부드럽게 이끌어나가는 것은 모두 지도자의 책임이다. 각 단계별로 살펴보면 다음과 같다.

▶ **1단계 : 시작 단계**

지도자 자신을 소개하고 수업이 시작됐음을 알린다. 오늘 무엇을 할 것인지 설명하고 어떻게 참여해야 하는지 인지시킨다. 또한 노인들이 자신의 능력을 넘어서는 동작이나 활동에 참여하지 않고 각자의 상태나 능력에 맞추어 수업에 참여해야 함을 주지시킨다. 이 부분은 처음 수업에 참여하는 노인들이 있는 경우 중요하다. 이 단계에서 좀더 집중해야 하는 점들을 열거해 보면 다음과 같다.

- 긍정적인 태도와 목소리로 수업을 시작한다.
- 수업시간에 진행될 사항들을 설명한다.
- 경우에 따라 지난 시간에 배웠던 동작이나 수업 내용에 대해 다시 설명하거나 확인한다.

▶ 2단계 : 중간 단계

운동프로그램의 진행 및 지도가 실질적으로 이루어지는 단계이다. 이 단계에서 지도자의 행위나 행동이 중요하다.

- 구성된 수업 내용별로 명확한 지도와 교육이 제공되어야 한다
- 지도를 받는 노인들이 질문할 수 있도록 시간을 적당히 할애한다.
- 동작의 종류나 운동의 강도 등을 자유롭게 선택, 조절할 수 있는 환경을 조성하라.
- 긍정적이고 진심 어린 피드백을 충분하게 제공한다.
- 수업 중 노인들이 최대한 참여할 수 있도록 유도한다.

▶ 3단계 : 마무리 단계

노인 참여자들은 이 단계에서 느끼는 감정으로 수업 전반에 대한 감정을 유지하므로 긍정적으로 마무리할 수 있도록 해야 한다. 수업 시간에 무엇을 성취하였으며 다음 시간까지 무엇을 해야 하는지를 설명한다.

- 수업 시간에 참여자들이 성취한 것을 정리한다.
- 때에 따라 참여자들에게 당부의 말이나 다음 수업을 위해 준비할 사

항들을 설명한다.

- 다음 수업 시간에 다시 만날 것이라는 기대감을 표현한다.

운동프로그램에 참여하는 노인의 만족도는 지도자와 밀접한 관련이 있다. 지도자의 진심어린 관심과 칭찬은 운동을 지속하는 주된 동기가 될 수 있다. 특히 처음 운동을 시작하는 노인 참여자에게는 관심과 칭찬이 긍정적인 효과로 작용한다. 지도자는 시간과 에너지를 투자하여 자연스럽게 노인 운동 참여자를 알아가고 스스로 그들과 소통 할 수 있는 기술을 향상시킬 수 있도록 지속적으로 노력해야 한다.

04 문답으로 풀어본 노인 신체활동의 특성

규칙적인 신체활동의 신체적 심리적 사회적 효과에 대해 이미 살펴본 바와 같이, 과학적으로 밝혀진 신체활동은 장노년층에게 활동적이고 독립적인 삶, 장애의 감소와 삶의 질 향상을 위한 중요한 기회 중 하나이다.

그러나 여전히 많은 노인들이 노화가 진행됨에 따라 비활동적인 삶을 유지하고 있는 실정이다. 신체활동의 효과가 증명되고 있음에도 불구하고 신체활동이나 운동에 대해 잘 알지 못해 시작조차 못하는 노인들이 많다.

다음 내용은 노인들이 궁금해 하는 질문 내용들을 바탕으로 노인 자신뿐 아니라 노인체육지도자에게 필요한 사안을 정리한 것이다. 지도자는 올바른 지식과 내용을 인지하여 노인들을 교육시키고 그들이 신체활동에 흥미를 가지고 동기를 유발할 수 있도록 노력해야 한다.

▶ **질문 1** 왜 신체활동을 해야 하나요?

답변 일상생활 중 신체활동이 포함되어야 하는 이유로 여러 가지가 있습니다. 규칙적인 신체활동은 노년기 삶의 질 향상에 도움을 주며 활동적인 삶을 유지하도록 해줍니다. 동시에 가족과 지역사회 내에서의 관계를 유지할 수 있도록 해줍니다. 또한 신체활동은 나이가 들어감에 따라 생길 수 있는 증상이나 여러 만성질환을 관리하거나 지연시킬 수 있게 돕는 역할을 합니다. 당연하게 일어나는 노화를 그냥 받아들이는 것이 아니라 규칙적으로 참여하는 신체활동은 '활동적으로 노화를 경험하면서' 삶을 행복하고 건강하게 그리고 더욱 생산적으로 살아갈 수 있게 해줍니다.

노인체육전문가를 위한 조언 오랜 세월 운동 전문가들은 신체활동을 전혀 하지 않는 노인들에게 신체활동을 위한 동기를 부여하기 위해 운동의 건강이나 의학적 혜택에 대해 초점을 맞추는 경향이 있었다. 예를 들어 몇몇 노인들에게는 콜레스테롤 수치를 감소시키거나 심박출량의 증가, 또는 골밀도의 증가를 위한 신체활동이 동기 유발이 되겠지만 많은 노인들에게는 그렇지 않을 수도 있다. 노인체육전문가는 이제 정기적인 신체활동이 즐거움을 줄 수 있고 삶의 질을 높일 수 있으며 노인들 각자 하고 싶은 일을 계속 해나갈 수 있도록 도와주는 역할을 담당하고 있음을 강조하여야 한다. 한 가지의 동기 유발 전략이 모든 노인들에게 적용되기는 어렵다. 전문가로서 각각의 노인들에게 적합한 동기 유발의 기술들을 발견하여 적용할 수 있도록 여러 종류의 동기 유발 전략과 친숙해질 수 있도록 노력해야 한다.

▶ **질문 2** 나에게 필요한 신체활동은 어느 정도인가요?

답변 이상적으로는 적어도 일주일에 150분의 중강도 유산소성 지구력 운동과 함께, 일주일에 2회 정도 근력운동 수행을 목표로 하는 것을 권장합니다. 그러나 당장 자신이 할 수 있는 신체활동부터 시작하고 점차 더 할 수 있는 방법을 찾는 것이 좋습니다. 만약 오랫동안 활동적이지 않았다면 천천히 시작하는 것이 바람직하며 몇 주 또는 몇 개월이 지나고 난 후 신체활동을 더 자주 더 오랜 시간 할 수 있도록 점차 늘려가는 게 바람직합니다.

노인체육전문가를 위한 조언 모든 운동 전문가들은 앞장에서 제시되고 있는 신체활동 가이드라인을 이해하고 잘 숙지하고 있어야 한다. 발표된 가이드라인을 실생활에 적응하도록 노인지도를 하는 것이 중요하다. 하지만 일주일에 150분의 중강도 에어로빅 활동들을 실시하는 것에 거부감이나 두려움을 갖는 노인들도 적지 않을 것이다. 또는 신체활동 자체에 부정적인 태도를 보일 수도 있다. 그러하기에 노인체육지도자는 노인들에게 조금씩 신체활동 수준을 증가시키는 것이 자연스러운 일이며 쉽게 성취할 수 있는 수준의 신체활동부터 시작하고 천천히 편안한 느낌으로 신체활동이나 운동에 접근할 수 있도록 이해시키고 지도하는 것이 중요하다.

▶ **질문 3** 노인들에게 적합한 최고의 신체활동(운동)은 무엇인가요?

답변 모든 노인들에게 딱 맞는 한 가지 최고의 운동은 없습니다. 사람들이 어떻게 노인인지를 정의하는가에 따라 50세에서 100세까지 범위가 정해지며 이러한 이유 때문에 모든 노인들에게 하나의 운동을 추천하는 것은 불가능한 일입니다. 어떤 노인들은 마라톤도 뛸 수 있지만 어떤 노인들은 걷기 정도의 신체활동에 그치는 경우가 있습니다. 또 어떤 노인들은 의자나 침대에서 운동을 해야 합니다. 나이와 상관없이 가장 중요한 것은 비활동적인 생활을 피해야 한다는 사실입니다. 신체활동은 각각 사람마다 다양할 수 있기에 가장 좋은 방법은 자신이 가장 좋아하는 신체활동을 선택하는 것입니다. 가능하다면 좋아하는 신체활동 중에 근력, 지구력, 유연성, 균형감의 동작들을 혼합하는 것이 좋습니다.

노인체육전문가를 위한 조언 최상의 신체활동이나 운동프로그램은 노인 회원이 원하고 정기적으로 즐겁게 참여하여 결과적으로 삶의 질을 향상시킬 수 있는 활동이어야 한다. 노인들 중에서 어떤 이는 지역 노인센터 혹은 YMCA와 같은 곳에서 조직적으로 짜여진 그룹으로 시행되는 운동프로그램에 관심이 있으나 다른 노인들은 정원가꾸기라든지 애완견과 산책하는 활동과 같이 조직적이지 않는 활동들을 선호할 것이다. 많은 노인체육지도자들은 성장과정에서부터 게임이나 스포츠를 즐기면서 생활하였기에 신체활동에 대한 편안한 느낌이 있지만 모든 노인들이 운동프로그램에 대해 긍정적인 경험을 가지고 즐기지 않을 수도 있다는 것을 꼭 기억해야 한다. 각각 노인 회원들의 목표, 포부, 개인적 선호도를 이해해야 한다. 노인체육지도자로서 중요한 역할은 당신의 회원이 적합한 신체활동 프로그램을 찾을 수 있도록 돕는 것이다.

▶ **질문 4 일주일에 몇 번 운동해야 하나요?**

답변 적어도 일주일에 3회~5회 정도 운동을 목표로 신체활동을 실시하는 것이 좋습니다. 개인이 선호하고 좋아하며 편하게 수행할 수 있는 운동이나 신체활동이라면 일주일에 거의 매일 할 수도 있을 것입니다. 운동이나 신체활동 프로그램을 다양하게 혼합하여 매일 똑같은 활동을 하지 않도록 하는 것도 좋습니다. 어떤 날은 가족이나 친구들과 산책이나 조깅을 하고 또 어떤 날은 스포츠 센터나 복지관(경로당)에서 제공하는 좀더 체계적인 운동프로그램에 참여하여 신체활동을 효과를 즐기시기 바랍니다.

노인체육전문가를 위한 조언 노인 운동 참여자들이 운동하는데 있어 전적으로 운동전문가를 의지하지 않고 그들 스스로 독립적으로 규칙적인 신체활동을 할 수 있도록 힘을 키워주는 것이 노인체육전문가로서 해야 할 중요한 일이다. 대체로 구조화된 운동프로그램에 7일 내내 참여할 수 있는 시간이나 욕구를 가진 사람들은 드물다. 그러하기에 노인체육지도자는 노인들에게 활발한 생활을 할 수 있는 다양한 방법이 있음을 이해시키는 한편, 시간과 환경 등을 고려하여 일주일 중 대부분의 요일에 스스로 할 수 있는 운동이나 신체활동을 찾아 할 수 있도록 도와야 한다.

▶ **질문 5** 오랜 세월 운동하지 않았는데 어디서부터 시작해야 하나요?

답변 "고통 없이는 얻는 것도 없다(no pain, no gain)"라는 옛말은 사실이 아니기에 이젠 신경 쓰지 마세요. 많은 사람들이 어렸을 때부터 신체활동이나 운동을 통해 어떠한 혜택을 얻기 위해서는 고통스럽거나 지칠 때까지 해야 한다고 배웠습니다. 그러나 노인들 중 고강도의 운동이나 신체활동을 원하지 않거나 하지 못하는 사람들에게도 선택할 수 있는 여러 가지 활동이 있습니다. 걷기는 신체활동 수준을 높이는 데 훌륭한 방법입니다. 스트레칭, 수중운동, 정원가꾸기 등도 좋은 선택의 예가 될 수 있습니다. 중요하게 기억해야 할 점은 무엇을 하느냐가 아니라 비신체활동의 생활 습관을 완벽하게 극복하는 것입니다.

노인체육전문가를 위한 조언 신체활동이나 운동을 처방하는 일은 과학이며 예술이다. 이 두 조합을 전문적으로 실행할 수 있는 사람이야말로 성공적인 노인체육전문가다. 단순하게 과학적인 정보인 신체활동이나 운동에 관한 지침을 노인에게 알려주는 것만으로는 그들의 행동을 변화시키기에 충분하지 않다. 5장에 기술된 바와 같이 개인에게 적합한 동기를 유발시켜 신체활동을 생활화할 수 있는 행동변화를 유도하는 것이 중요하다. 노인체육지도자는 노인들이 '활동적인 삶을 위한 여행'을 시작하는 출발점에서 적절한 동기부여와 개인에게 알맞은 신체활동을 선택할 수 있도록 도와주고 안내하는 역할을 담당하는 것이다.

▶ **질문 6** 신체활동이 특정 질병이나 증상에 따른 위험인자를 줄이는 데 도움이 되나요?

답변 비신체활동적인 삶은 많은 신체적 심리적 상태를 위협하는 주요 요소입니다. 비활동적인 삶은 심장질환, 비만, 당뇨병 등 많은 질환과 깊은 관련이 있습니다. 또한 활동적이지 않은 삶은 낮은 자존감과 심리적 우울과도 관련있는 것으로 보고되고 있습니다. 정기적인 신체활동은 위에 설명된 질병의 모든 부분에 긍정적인 효과를 미칩니다. 많은 연구에 따르면 신체활동은 노화가 진행됨에 따라 감소하는 근육과 골질량의 속도를 지연시키고 심리적인 효과 뿐 아니라 사회적 효과까지 가져온다고 합니다. 많은 노인들이 그룹 운동프로그램을 통해 서로 교류하며 즐거움을 느끼는 경우를 발견할 수 있습니다. 혼자 또는 파트너와 함께 하는 신체활동도 일상생활에서 활동적인 역할을 할 수 있는 근력과 필요한 에너지를 유지할 수 있게 해줍니다.

노인체육전문가를 위한 조언 지금보다 과학적 연구가 필요한 영역의 하나는 특정 임상 결과에 대해 혜택을 줄 수 있는 신체활동의 종류, 강도, 시간에 대한 구체적인 내용이다. 노인체육지도자는 구체적인 질환이나 상태를 가진 노인의 경우 그 질환이나 증상의 치료나 관리에 도움을 줄 수 있는 신체활동이나 운동프로그램을 적용하고 추천하는 것이 바람직하다. 예를 들어 골다공증을 앓고 있는 여성노인이 골밀도를 높이기 위한 운동프로그램을 찾고 있을 때 저강도의 걷기와 미용체조를 권장하는 것은 최상의 선택이 아니다. 노인체육지도자는 질환과 증상에 따른 신체활동과 운동에 대한 정보과 지식을 스스로 습득하여 적용하려는 노력이 중요하다. 또한 지도자는 신체활동(운동)에 대한 다양한 선택을 노인들 스스로 할 수 있도록 지역사회에 가능한 프로그램들을 파악하고 안내하는 한편, 노인들의 증상이나 질환에 맞게 선택할 수 있도록 도와주어야 할 임무가 있다.

▶ **질문 7** 신체활동 프로그램을 시작할 때 의사에게 진료를 받을 필요가 있나요?

답변 의사의 정기적인 진료는 좋은 방안입니다. 모든 사람들이 활동 수준이 달라질 때마다 의사와 상담하는 것이 이상적이지만 매번 의사와 상의하는 것은 가능하지 않을 수 있고 이런 이유가 비신체활동적인 생활의 핑계가 되어서는 안됩니다. 안전하고 효과적인 신체활동이나 운동프로그램을 찾는 것은 어려운 일이 아닙니다. 지역사회에서 스포츠 센터나 복지관 등에 배치된 노인체육전문가를 방문하여 가장 적합한 운동이 무엇인지 상의하시기 바랍니다.

노인체육전문가를 위한 조언 노인들의 규칙적인 신체활동 참여에 따른 몇몇 위험 요인이 있을 수 있다. 하지만 신체활동 참여에 따른 경우와 비교한다면 비활동적인 생활습관과 관련된 위험 요인이 훨씬 더 많다. 신체활동과 관련된 위험요소는 강도의 수준에 따른 경우가 많다. 저강도의 신체활동일 경우 위험요인과 관련이 적다. 저강도 신체활동은 중강도나 고강도 활동들에 비해 상해, 근육통 등과 같은 위험 요인을 줄일 수 있고 노인들이 받아들이기에도 위협적이지 않다. 비록 저강도 신체활동이 위험 요인이 낮다고는 하지만 궁극적으로는 건강상의 혜택이 많은 중강도의 신체활동을 참여할 수 있도록 유도하는 것이 바람직하다. 미국스포츠의학회에서는 신체활동에 처음 참여하는 노인인 경우 신체상태에 따라 신체활동의 종류나 강도에 대한 사항들을 담당의사와 상의할 것을 권장한다. 이와 함께 노인들은 위험관리와 활동과 관련된 상해에 대한 방지 전략을 세워야 한다고 권고하고 있다. 가장 바람직한 전략은 저강도 신체활동으로 시작해서 점차 강도를 높여나가는 것이다.

▶ **질문 8** 신체활동(운동)은 안전한가요?

답변 네! 대부분 사람들이 자신의 건강상태, 신체활동을 하는 목표, 개인적 취향에 따라 안전하고 효과적인 운동프로그램을 찾을 수 있습니다. 저강도 또는 중강도 신체활동을 시작하는 것보다 움직임이 없는 좌식생활이 당신의 건강을 훨씬 더 위협합니다. 가장 큰 위험은 운동 시작 후 처음 몇 주간 경험하는 근육의 통증일 것입니다. 이러한 위험을 줄이려면 신체에서 자신에게 보내는 신호를 감지하십시오. 몸이 피곤하다고 느끼는 날은 무리하지 말고 천천히 운동을 하고 컨디션이 좋다고 느껴지는 날은 자신의 상태를 즐기면서 운동을 하시면 됩니다. 이렇게 신체의 신호를 감지하는 방법을 알면 나이가 들어가면서 운동에 어떻게 적응하면서 즐길 수 있는지에 대한 감각을 소유하는 것입니다.

노인체육전문가를 위한 조언 많은 전문가들이나 기관에서는 신체활동이나 운동을 시작할 때 신체검사나 운동 부하 검사 실시를 권장한다. 하지만 미국스포츠의학회에서는 저강도 신체활동 참여의 경우 운동 전 검사는 필수조건이 아니라고 공표하였다. 노인체육지도자로 서 소속 기관의 규칙이나 규정을 따라야 하지만 노인에게 특히 상대 적으로 건강하고 지역사회에서 독립적인 삶을 영위하는 노인인 경우 운동 전 검사가 의무사항은 아니라는 점을 인식할 필요가 있다.

▶ 질문 9 신체활동(운동)을 하기에 너무 늙었나요?

답변 아니오! 운동을 하기에 너무 늦은 나이는 없습니다. 신체활동은 90세와 100세를 포함하여 모든 연령의 사람들이 혜택을 얻을 수 있 습니다. 즐길 수 있는 신체활동을 발견하고 규칙적으로 참여한다면 매일 기분이 좋아질 뿐만 아니라 삶의 질까지 향상될 것입니다. 신체 활동으로 활동적인 삶을 누리면서 인생에서 무엇이 가장 하고 싶고 무엇을 얻고 싶은지 생각해 보시기 바랍니다. 노인체육지도자들이 그러한 목표들을 이룰 수 있도록 당신만의 신체활동 프로그램에 참 여할 수 있도록 도와줄 것입니다.

노인체육전문가를 위한 조언 정기적인 신체활동 참여는 아주 어린 아이에서부터 초고령 노인에 이르기까지 유익한 효과가 있다는 것이 과학적으로 밝혀지고 있다. 최근 연구는 우리가 생각하는 '너무 나이 가 많은 노인'이거나 '너무 허약한 노인'을 대상으로 규칙적인 신체 활동으로 얻는 혜택이 무엇인지에 초점을 맞추고 있다. 허약한 노인 이나 초고령 노인이 우리 사회에서 비활동적인 삶을 영위하는 데는 나름대로 이유가 있다. 첫째, 많은 초고령 노인들이 스스로 신체활동 을 할 수 있다고 여기지 않는다. 그들은 일상생활에서 신체활동의 수 준을 높이면 어떠한 혜택이 있는지를 인식하지 못하고 있으며 그들 과 같은 사람들이 정기적으로 활동을 즐기고 있다는 사실을 모르고 있다. 둘째, 지금까지 운동과 신체활동 전문가들은 저강도의 신체활동이라도 초고령 노인들에게 노출되는 것을 주저하였다. 최근에 와서 전문가 조직과 기관감사위원회에서 초고령 노인이 신체활동으로 인한 위험보다 신체활동을 통해 얻을 수 있는 효과가 훨씬 크다는 것을 인정하기 시작했다. 셋째, 전통적으로 중년이나 연소노인에게 적용되었던 많은 신체활동 프로그램을 초고령 노인에게 적용하기는 적합하지 않다. 그러나 지금은 허약하거나 초고령인 노인에게 적합한 안전하고 효과적이며 즐겁게 참여할 수 있는 효과검증 신체활동 프로그램이 충분하므로 이를 잘 활용할 수 있도록 한다.

▶ **질문 10** 신체활동(운동)을 하기 위해 특별한 복장이나 기구가 필요한가요?

답변 특별한 복장이나 기구를 필요로 하지 않는 신체활동이 더 많습니다. 예를 들어 '심폐지구력 향상을 위한 빠르게 걷기'에는 바닥이 미끄럽지 않은 신발과 편안한 복장만 갖추면 됩니다. 근력 운동을 위해서는 집안에서 깨질 위험이 없는 물건을 활용하시면 됩니다. 요즘 저렴한 비용으로 노인종합복지관이나 경로당에서 실시하고 있는 신체활동 프로그램을 이용하는 것도 한 방법입니다.

노인체육전문가를 위한 조언 스포츠센터 회원권이나 운동 기구, 운동복에 투자할 사람도 있겠지만 재정적으로 빈곤하고 신체활동에 관해 투자하지 못하는 노인도 많다. 노인체육지도자는 노인 각자가 가진 가능한 자원에 대해 세심한 관심을 가지고 그에 걸맞는 적절한 조언과 추천을 해주는 것이 바람직하다.

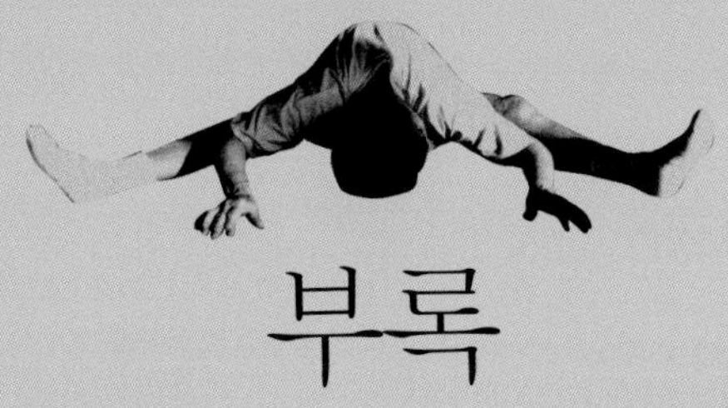

부록

01 신체활동 기록서

주중과 주말로 나누어 당신이 실행한 신체활동을 적어보시기 바랍니다. 신체활동 기록서의 목적은 당신의 신체활동을 높이는 방법을 찾기 위해서입니다.

	신체활동	시간의 양	신체활동 증가 방법들
월			

전체 신체활동 시간의 양:

	신체활동	시간의 양	신체활동 증가 방법들
화			

전체 신체활동 시간의 양:

수			

전체 신체활동 시간의 양:

목			

전체 신체활동 시간의 양:

금			

	신체활동	시간의 양	신체활동 증가 방법들
토			

전체 신체활동 시간의 양:

	신체활동	시간의 양	신체활동 증가 방법들
일			

전체 신체활동 시간의 양:

02 목표 설정 기록서

향상 시키고 싶은 부분	구체적 목표	목표 일정
상체근력 키우기	밴드를 이용한 상체근력 운동 하기	12주

03 건강력 질문지 및 서약서

이름:

성별:

주소:

나이:

생년원일:

응급상황 발생시 연락할 사람:　　　　　　전화번호:

당신의 건강 상태는 어떻습니까?

매우 좋다___ 좋다___ 보통이다___ 조금 나쁘다___ 나쁘다___

아래의 증상이나 질환 중 현재 정기적으로 진찰을 받는 항목이나 과
거 진단을 받은 적이 있는 항목에 모두 표시해 주시기 바랍니다.

심장마비	네 (　) 아니오 (　)
일과성 허혈 발작	네 (　) 아니오 (　)
협심증(가슴 통증)	네 (　) 아니오 (　)
뇌졸중	네 (　) 아니오 (　)
말초혈관 질환	네 (　) 아니오 (　)
심장 수술	네 (　) 아니오 (　)
고혈압	네 (　) 아니오 (　)
고콜레스테롤	네 (　) 아니오 (　)

당뇨병	네 (　) 아니오 (　)
호흡기 질환	네 (　) 아니오 (　)
골다공증	네 (　) 아니오 (　)
류머티즘 관절염	네 (　) 아니오 (　)
관절 치환술 (부위:　　　　　)	네 (　) 아니오 (　)
암 (유형:　　　　　)	네 (　) 아니오 (　)
인지 장애 (유형:　　　　　)	네 (　) 아니오 (　)
신경병증(감각계 문제)	네 (　) 아니오 (　)
파킨슨병	네 (　) 아니오 (　)
간질 또는 발작	네 (　) 아니오 (　)
우울증	네 (　) 아니오 (　)
기타 신경 질환	네 (　) 아니오 (　)

그 밖에 건강상의 문제가 있는 경우를 모두 적어주시기 바랍니다.

○○○○○ 프로그램에 자발적으로 참여하여 당사자에 의해 일어나는 모든 사항들에 관하여 장소 제공자인 ○○○○○가 아닌 본인 스스로 책임질 것을 서약합니다.

서명 ___________________　　　　날짜 ___________________

04 주치의 동의서

주치의 제도가 흔하지 않은 우리나라에서는 노인 개개인에게 신체활동 프로그램 전 주치의 동의서를 받는 것이 어려운 일이다. 하지만 많은 국가들이 신체활동 프로그램을 시작하는 참여 노인들에게 개인 주치의로부터 동의서를 받은 후 프로그램을 시작하도록 권장하는 실정이다. 주치의 동의서 양식의 예는 아래와 같다.

귀하의 환자인 __________는 ○○○○○에서 제공하는 운동프로그램에 참여하고자 합니다. 유산소성, 근력, 유연성, 평형성 운동 위주로 구성된 프로그램은 각 참가자의 능력에 맞게 설정되며 수업은 90분간 주당 3회 실시합니다. 각 수업은 운동과학과 노화에 관해 폭넓은 교육을 받고 경험이 풍부한 전문가가 지도 감독합니다.

귀하의 환자가 운동프로그램에 참여하여도 좋다고 생각하십니까?
예______________   아니오______________

프로그램과 관련하여 문의사항이 있는 경우에는 ______________로 연락하시기 바랍니다.

주치의 이름 :
주치의 전화번호 : (   )   –
주치의 서명 :
날짜 :

참고문헌

국민생활체육협의회, http://movsvr.sportal.or.kr/noin/html/mainlink_01_c.html

권인순(2007). 노화의 정의 및 분류. *Journal of the Korean Medical Association*, 50(3), 208-215.

건강증진총서 제3호, 『WHO신체활동권장지침』,

      http://www.khealth.or.kr/BoardType07.do?bid=7&mid=71&cmd=_view&idx=6266&c
urrentPage=1&searchCategory=0&searchField=0&searchString=

C. Jesie Jones, Debra J. Rose 편저, 장경태·이경옥·임호남·진행미·서연태·이정숙 공역(2006).
『노인체육(Physical activity instruction of older adults)』, 대한미디어.

Joseph F. Signorile 지음, 박채희·장경태·정연수·이정숙 공역(2015). 『노화 곡선과 운동(Bending the
Aging Curve)』, 대한미디어.

이윤경·성미라·이동영(2011). 서울시 치매노인의 동반질환 및 건강습관. 대한간호학회지 제41권 제3
호, 411-422.

보건복지부(2013). 『국민건강통계』,

      stat.mw.go.kr/front/statData/publicationView.jsp?bbsSeq=13&nttSeq=21549&menuI
d=47

이미영·조정환·박채희·이효(2013). 『서울시민 신체활동 활성화를 위한 표준 프로그램 개발 및 실행 전
략』, 서울특별시.

송홍선·최규정·김광준·박세정·김주영·김창선·김리나·이미영·김문희·이현주·김용규(2012). 『국민
체력 100 노인체력 증진 운동 지침서』, 문화체육관광부.

통계청(2011). 『장래인구추계』,

      kostat.go.kr/portal/korea/kor_nw/2/1/index.board?bmode=read&aSeq=252623, 2011.

한국보건산업진흥원(2011). 『노인의 만성질환 현황』.

      http://khiss.go.kr/board/bbs_read.jsp?tname=MINBOARD358&bbsid=B207&bbs_seq
=26&jkey=&jword=&pg=1&htxt_code=null&wj_vcs=

한국인을 위한 신체활동 지침서,

http://www.google.co.kr/url?sa=t&rct=j&q=&esrc=s&frm=1&source=web&cd=2&ved=0CCgQFjAB&url=http%3A%2F%2Fhealth.mw.go.kr%2FReferenceRoomArea%2FHealthFileRoom%2FhealthFileDown.do%3Ffi_fid%3D3713&ei=gynPU5_1N4388QW9-YCACQ&usg=AFQjCNEd6D9N1TkjaTxIkMHMFO0ehgsgg&bvm=bv.71667212,d.dGc&cad=rjt

American College of Sports Medicine (2009). ACSM's Exercise Management for Persons with Chronic Diseases and Disabilities (3rd ed). Champaign, IL.: Human Kinetics.

American College of Sports Medicine (2009). *ACSM's Resource for Clinical Exercise Physiology: Musculoskeletal, Neuromuscular, Neoplastic, Immunologic, and Hemotologic conditions (2nd ed.).* Baltimore/Philadelphia: Wolters Kluwer/Lippincott Willians & Wilkins.

American College of Sports Medicine (2010). *ACSM's Guidelines for Exercise Testing and Prescription (8th ed.).* Baltimore/Philadelphia: Wolters Kluwer/Lippincott Willians & Wilkins.

American Council on Exercise (2010). Exercise for Older Adults: ACE's guide for fitness professionals (2nd ed.). San Diego, CA: American Council on Exercise.

American Senior Fitness Association. (1995). *Senior Fitness Instructor, Personal Trainer, and Long-term Care Training Manuals.* New Smyrna Beach, Fla.

Arking, R. (1998). *Biology of Aging: Observations and Principles* (2nd ed.). Englewood Cliffs, N.J.: Prentice-Hall, Inc.

Atienza, A.A. (2001). Home-based physical activity programs for middle-aged and older adults: Summary of empirical research. *Journal of Aging and Physical Activity*, 9(Suppl.), 38-58.

Barke, C.R. & Nicholas, D.R. (1990). Physical activity in older adults: The stages of change. *Journal of Applied Gerontology*, 9, 2, 216-223.

Berger, B.G. & Hecht, L.M. (1990). Exercise, aging and psychological well-being: The mind-body question. In A.C. Owtrow(Ed.) *Aging and Motor* Behavior(307-323).

Indianapolis: Benchmark Press.

Berkman, L.F. et al. (1986). Depressive symptoms in relation to physical health and functioning in the elderly. *American Journal of Epidemiology*, 124, 372–388.

Bruce, R.A. (1984). Exercise, functional aerobic capacity and aging: Another viewpoint. *Medicine and Science in Sports and Exercise*, 16, 8.

Caspersen, C.J., Powell, K.E., & Christenson, G.M. (1985). Physical activity, exercise, and physical fitness: Definitions and distinctions for health–related research. *Public Health Reports*, 100, 126–131.

Centers for Disease Control and Prevention. (2007). *The State of Aging and Health in America 2007*. Atlanta: Centers for Disease Control and Prevention.

Chodzko–Zajko, W.J., & Ringel, R.L. (1987). Physiological fitness measures and sensory and motor performance in aging. *Experimental Gerontology*, 22, 5, 317–328.

Chodzko–Zajko, W.J. (1995). Editorial: Addressing the physical activity needs of the physically frail and the oldest old. *Journal of Aging and Physical Activity*, 3, 3, 221–222.

Chodzko–Zajko, W.J. (1999). Improving quality of life in old age. The role of regular physical activity, Proceedings of the International Scientific Meeting AO Papel Da Actividada Fisica, Porto, Portugal@, University of Porto Press, pp. 105–117.

Chodzko–Zajko, W.J. (2001). National Blueprint: Increasing Physical Activity Among Adults Age 50 and Older. *Journal of Aging and Physical Activity*, 9(Suppl.), 1–28.

Chodzko–Zajko, W.J. (Ed.). (2014). ACSM's Exercise for Older Adults. Baltimore/Philadelphia: Wolters Kluwer/Lippincott Willians & Wilkins.

Coupland, C., Wood, D., & Cooper, C. (1993). Physical inactivity is an independent risk factor for hip fracture in the elderly. *Journal of Epidemiology & Community Health*, 47, 6, 441–443.

Depp, C.A., & Jeste, D.V. (2006). Definitions and predictors of successful aging: a comprehensive review of larger quantitative studies. *American Journal of Geriatric Psychiatry*, 14, 6–20.

Franz, M.J. & Norstrom, J. (1994). *Diabetes Actively Staying Healthy* (DASH). Minneapolis, Minn.: DCI Publishing.

FitzGerald, S., Barlow, C., Kampert, J., Morrow, J., Jackson, A., & Blair, S. (2004). Sedentary habits, health, and function in older men and women. *Journal of Physical Activity and Health.* 1, 7–18.

Fries, J.F., & Crapo, L.M. (1981). Vatality and Aging. San Francisco: Freeman.

Giacca, A., Shi, Z.Q., Marliss, E.B., Zinman., & Vranic, M. (1994). Physical activity, fitness, and Type I diabetes, In C , Bouchard., R.J. Shephard., & T. Stephens. (Eds), *Physical activity, fitness, and health: International Proceedings and Consensus Statement*, Human Kinetics, Champaign, IL, 656–668.

Goldberg, L., & Elliot, D.L. (1994). *Exercise for Prevention and Treatment of Illness.* Philadelphia: F.A. Davis.

Grant, L.D. (1996). Aspects of ageism on individual and health care providers' responses to healthy aging. *Health and Social Work*, 21, 1, 9–15.

Hagberg, J.M. et al. (1988). Metabolic responses to exercise in young and older athletes and sedentary men. *Journal of Applied Physiology*, 65, 900.

Harman, D. (2001). Aging: Overview. *Annals of the New York Academy of Sciences*, 928, 1–21.

Hochberg, M.C. et al. (1995). Guidelines for the medical management of osteoarthritis. *Arthritis and Rheumatism*, 38, 1541–1546.

Imamura, K. et al. (1983). Human major psoas muscle and scarospinalis muscle in relation to age. *Journal of Gerontology*, 33, 678.

Kalache, A., & Gatti, A. (2003). Active Aging: a policy framework. *Advances in gerontology*, 11. 7–18.

Keller, K., & Lemberg, L. (2002). Retirement is no excuse for physical inactivity of isolation. *American Journal of Critical Care*, 11, 3, 270–272.

Jette, A.M., & Keysor, J.J. (2003). Disability models: Implications for arthritis exercise and physical activity interventions. *Arthritis and Rheumatism: Arthritis Care and*

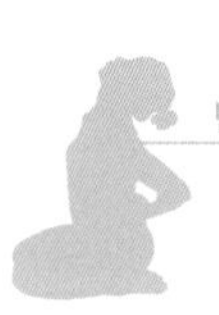

Research, 49, 114-120.

Jung, Y.H., Seo, M.K., Lee, J.T., & Jung, H.S. (2006). *Analysis of the health determinants in Korea*. Seoul, Korea: Korea Institute for Health and Social Affairs.

Lakatta E. G., & Levy D. (2003). Arterial and cardiac aging: major shareholders in cardiovascular disease enterprises: Part I: aging arteries: a "set up" for vascular disease. *Circulation*. 107(1), 139-146.

Landers, D.M., & Petruzzello, S.J. (1994). Physical activity, fitness, and anxiety, In C, Bouchard., R.J. Shephard., & T. Stephens. (Eds), *Physical activity, fitness,and health: International Proceedings and Consensus Statement*, Human Kinetics, Champaign, IL, 868-882.

Lopez, A.D., Mathers, C.D., Ezzati, M., Jamison, D.T., & Murray, C..J. (2001). Global and regional burden of disease and risk factors, systematic analysis of population health data. Lancet, 367, 1747-1757.

McArdle, W.D., & Katch, V.L. (2006). *Exercise Physiology* (6th ed.). Baltimore: Lippincott Williams & Wilkins.

McPherson, B.D. (1994). *Aging as a social process*, Toronto, Butterworths.

Murray, C., & Lopez A. (1996). The Global Burden of Disease: A Comprehensive Assessment of Mortality and Disability from Diseases, Injuries, and Risk Factors in 1990 and Projected to 2020. Camdridge MA: Harvard University Press.

National Institutes of Health. (2003). The Seventh Report of the Joint National Committee on Prevention, Detection, Evaluation, and Treatment of High Blood Pressure: The JNC 7 Report. Journal of American Medical Association, 298, 2560-2571.

National Institute on Aging. (2006). What is your aging I.Q.? www.crab.rutgers.edu/~deppen/agingIQ.htm.

National Osteoporosis Foundation (2010). www.nof.org/osteoporosis/diseasefacts.htm

O'Connor, P.J., Aenchenbacher, L.E., & Dishman, R.K. (1993). Physical activity and depression in the elderly. *Journal of Aging and Physical Activity*, 1, 34-58.

Oldridge, N.B., & Stoll, J.E. (1997). Low back pain syndrome. In J.L. Durstine (Ed.) ACSM's

Exercise Management for Persons with Chronic Disease and Disabilities (155–160). Champaign, IL.: Human Kinetics.

Park, I.H., Kang, J.H., Nam, B.H., Lee, Y.H., Kim, Y.S., Lee, K.B., & Lee, S.I.(2007). *Economic effects of participation in regular sports*. Center for Sports Industry. Seoul National University, National Health Insurance Corporation.

Powell, K.E. et al. (1987). Physical activity and the incidence of coronary heart disease. *Annual Review of Public Health*, 8, 253.

Prochaska, J.O., & Marcus, B.H. (1994). The transtheoretical model: Application to exercise. In R.K. Dishman (Ed.) *Advances in Exercise Adherence* (161–179). Champaign, IL.: Human Kinetics.

Raphael, D., Macdonald, J., Colman, R., Labonte, R., Hayward, K., & Torgerson, R. (2005). Researching income and income distribution as determinants of health in Canada: gaps between theoretical knowledge, research practice, and policy implementation. *Health Policy*, 72(2), 217–232.

Rikli, R.E., & Jones, C.J. (2012). Development and validation of criterion–referenced clinically relevant fitness standards for maintaining physical independence in later years. The Gerontologist, 0, 1–13 DOI:10.1093/geront/gns071.

Rikli, R.E., & Jones, C.J. (2013). Senior Fitness Test Manual(2nd ed.). Champaign, IL.: Human Kinetics.

Rimmer, J.H. (1994). *Fitness and Rehabilitation Programs for Special Populations*. Dubuque, Iowa: Brown & Benchmark.

Rogers, M.E., Rogers, N.L., Takeshima, N., & Islam, M.M. (2003). Methods to evaluate and improve the physical parameters associated with fall risk in older adults. *Preventive Medicine*, 36, 255–264.

Roubenoff, R. (2000). Sarcopenia and its implications for the elderly. *European Journal of Clinical Nutrition*, 54, S3, S40–47.

Spirduso, W.W. (1975). Reaction and movement time as a function of age and physical activity level. *Journal of Gerontology*, 30, 435.

Spirduso, W.W., Cronin, D.L. (2001). Exercise dose-response effects on quality of life and independent living in older adults. *Medicine and Science in Sports and Exercise*, *33*(6), S598-S608.

Spirduso, W., Francis, K.L., & MacRae, P.G. (2005). *Physical Dimensions of Aging* (2nd ed.). Champaign, IL.: Human Kinetics.

Statistics Korea [Online]. Available: http://kostat.go.kr/portal/english/news/1/8/index.board?bmode=read&aSeq=199256 (October, 2011).

United Nations (2011). *Prevention and control of non-communicable diseases, Report of Secretary-General*. New York, U.S.: United Nations. Retrieved from http://www.un.org/ ga/search/view_doc.asp?symbol=A/66/83&Lang=E

U. S. Department of Health and Human Services (2008). 2008 Physical Activity Guidelines for Americans.

U. S. Department of Health and Human Services (2009). *Exercise & Physical Activity*: National Institute on Aging.

World Health Organization (1996). The Heidelberg Guidelines for Promoting Physical Activity Among Older Persons. Geneva: World Health Organization.

World Health Organization (1997). The Heidelberg guidelines for promoting physical activity among older persons. *Journal of Aging and Physical Activity*, 5, 1, 2-8.

World Health Organization, Republic of Korea (2009). [Online]. Available: http://www.who.int/ countries/kor/en.

World Health Organization (2011). 10 facts on physical activity. Geneva, Switzerland: World Health Organization. Retrieved from http://www.who.int/features/factfiles/physical_activity/ facts/en/index1.html.

박채희

한국체육대학교에서 학사와 석사 학위를 취득하고 University of Illinois at Urbana-Champaign(UIUC)에서 노인체육 전공으로 박사학위를 취득하였다. 박사 과정 중 미국 최초 노인체육 활성화 방안에 관한 연구에 참여한 바 있고 미국 최초 대학 기반의 성인 체력 프로그램인 Lifetime Fitness Program을 맡아 운영하였다. 현재 한국체육대학교 노인체육복지학과 학과장으로 미국스포츠의학회(American College of Sports Medicine)의 노인(Exercise Is Medicine-Older Adult)과 노화(Strategic Health Initiatives-Aging) 부문 위원, 한국운동재활학회 편집위원, 한국여성체육학회 총무이사, 세계레크리에이션 교육협회 이사로 활동하고 있다.

육조영

한국체육대학교 체육학과를 졸업하고 동 대학원에서 석사학위와 박사학위를 취득하였다. 주요 경력으로는 서울복지대학원대학교 교수, 연변대학교 겸직교수, 일본국립고지대학 객원교수, 한국스포츠인재개발원 이사장을 역임하였다. 「운동 후 마사지가 면역세포와 혈액세포에 미치는 영향」 등 150여 편의 논문을 발표하였고 『Body Action Therapy』 등 60여 권의 저서를 집필하였다. 국립 한국체육대학교에서 생활체육대학 학장을 역임한 바 있고 사회체육학과 교수로 재직하고 있다. 한·중·일 교육과정연구회 연구위원, 한국연구재단 선정평가 심사위원, 국정교과서 집필위원, 세계레크리에이션 교육협회 집행위원장으로 활동하고 있다.

보이텍 호치코자이코(Wojtek J. Chodzko-Zajko)

Wojtek Chodzko-Zajko는 미국 중부 일리노이에 위치한 University of Illinois at Urbana-Champaign(UIUC)에서 현재 대학원 학장으로 재직 중이다. 2000년부터 2015년 6월까지 Kinesiology and Community Health 학과의 학과장을 역임했으며 연구와 교육 등 여러 분야에서 업적이 뛰어난 교수에게 수여하는 Shahid and Ann Carlson Khan 교수로 임명된 바 있다. 세계보건기구(WHO)의 전문위원으로 활동하며 처음으로 WHO 노인과 신체활동에 대한 가이드라인을 만들었고 미국에서 노인체육과 건강한 노화를 위한 국가적 전략들을 개발하는 많은 연구를 주도하였다. Journal of Aging and Physical Activity의 창립 편집자와 American Kinesiology Association의 회장을 역임했고 현재 미국스포츠의학회(American College of Sports Medicine)의 노인과 노화부분에 공동위원장으로 활동하고 있다.